マストオブ・エンドドンティクスシリーズ②

MUST OF RETREATMENT

マストオブ・リトリートメント

北村和夫 編著
日本歯科大学附属病院

中田和彦	横田　要	三橋　純	木ノ本喜史	辻本真規
西田太郎	五十嵐　勝	辻本恭久	和達礼子	高橋慶壮
吉岡俊彦	牛窪敏博	澤田則宏	清水藤太	三橋　晃
寺内吉継	鷲尾絢子	北村知昭	阿南　壽	

"マストオブ"は文法的には誤りですが、"must"が醸す雰囲気から使用しています。

序文

　新たな器具・器材が次々に上市されるなか、またさまざまな治療法が考案され、さらにはそれらを裏付ける多くの研究が進められるなど、臨産学のたゆまぬ努力によって長足の進歩を遂げている歯科医療。その証左の一つとして、2016年の歯科疾患実態調査では、8020を達成した割合が51.2%と、前回調査から大きく数字を伸ばしたことが挙げられます。

　そのような歯科医療の進歩をもってしても、容易に対応できないことはまだまだ多くあり、歯内療法もその一つです。"歯内療法の三種の神器"と呼ばれる「歯科用コーンビームCT」、「マイクロスコープ」、そして「ニッケルチタン製ロータリーファイル」を駆使することで、歯内療法の成功率が格段に向上するようになったのは、大きな福音といえるかもしれません。しかしながら、それらを使いこなすには相応のトレーニングと経験が必要であり、さらにそれらすべてを導入するには莫大なコストがかかるなど、広く標準化されるまでにはまだまだ多くのハードルがあります。

　では、歯内療法はそれら三種の神器を揃えなければ、治療の成功率が高まらないのでしょうか。

　いつの世も、基本を疎かにせず、一歩ずつ着実に歩み続けた者だけがさらなる高みに到達できます。歯内療法も同様で、あらゆる手技や知識を一つ一つ基本からしっかり積み重ねた先に、その成功率を高める道が開けるものと思われます。

　そこで、当社では歯内療法を成功に導くための基本を5つにカテゴライズした「マストオブ・エンドドンティクス」シリーズを刊行します。その第二弾が本書『マストオブ・リトリートメント』です。

　これまで、リトリートメントは予後が悪いとされ、安易に抜歯が選択されていた感も否めません。しかしながら、歯内療法にかかわるあらゆる進歩の恩恵に浴し、現在ではずいぶんと保存が可能となって、良好な予後を辿っているケースも多く報告されるようになりました。本書では、歯内療法学をリードする執筆陣が、それぞれの知識と技術を惜しみなく披露しています。本書を熟読することで、リトリートメントの成功率が必ずや向上するでしょう。

　本書ならびに本シリーズが、多くの歯科医師、そして患者の一助となれば幸いです。

2018年8月
デンタルダイヤモンド社編集部　書籍編集課

CONTENTS

1章　診断と意思決定

- 01　画像診断 ……………………………………………………………… 中田和彦　8
- 02　リトリートメントの意思決定 ………………………………………… 横田 要　16

2章　クラウンと築造の除去

- 01　クラウン除去 …………………………………………………………… 三橋 純　26
- 02　メタルポスト除去 …………………………………………………… 木ノ本喜史　30
- 03　ファイバーポストレジンコア除去 …………………………………… 辻本真規　36

3章　根管形成

- 01　隔壁形成 ………………………………………………… 西田太郎　五十嵐 勝　42
- 02　ガッタパーチャの除去 ………………………………………………… 辻本恭久　46
- 03　器械を併用した根管洗浄 ……………………………………………… 和達礼子　54
- 04　手用ファイルを用いた根管形成の理論と実践 ……………………… 高橋慶壮　60

MUST OF RETREATMENT

4章　偶発症への対応

01	見落とされた根管の探索	吉岡俊彦	70
02	破折ファイル除去	牛窪敏博	74
03	レッジへの対応	澤田則宏	80
04	パーフォレーション（穿孔）	清水藤太	84

5章　根管充填と築造

01	CWCT（垂直加圧根管充填法）	三橋 晃	92
02	コアキャリア法	北村和夫	98
03	MTAの開発理念	寺内吉継	104
04	結合性シーラー	鷲尾絢子　北村知昭	116
05	支台築造の選択基準	阿南 壽	122

MUST OF RETREATMENT

1章

診断と意思決定

01　画像診断
中田和彦

02　リトリートメントの意思決定
横田 要

MUST OF RETREATMENT III

1章　診断と意思決定

01　画像診断

愛知学院大学歯学部　歯内治療学講座　**中田和彦**

リトリートメント（再根管治療）時のX線検査

　歯内治療時のX線検査は、歯・歯周組織の病態の把握、ならびに疾患の確定に欠かせない。とくにリトリートメント（再根管治療）を要する症例では、根管形態とその変化および患歯根尖部と周囲の解剖学的構造物との位置関係をいかに的確に捉えるか（＝画像診断）が、処置の成否を決する。そして、そのときのX線所見は、クラウン・築造体の除去（2章01〜03参照）や偶発症・難症例への対応（4章01〜04参照）に際しても、とくに有用な情報を提供してくれる。

　ところで、リトリートメントについて、現在、全国の歯学部・歯科大学で広く採用されている『歯内治療学 第4版』（医歯薬出版）を紐解いてみると、「第7章　根管処置」のなかで「Ⅶ 再根管治療」として、3頁が割り当てられているにすぎない。日常臨床において、リトリートメントを（たいへん残念ながら）高頻度に施術している現状を考えると、より実践的な情報も加えていく必要があろう。

　そこで、本項ではリトリートメント時のX線検査と画像診断について、処置の対象そのものがイニシャルトリートメント（初回根管治療）時とはまったく異なっているという観点から、そのポイントを整理する。

画像診断におけるイニシャルトリートメント時との相違点

　リトリートメントを要する症例に対し、外科的処置も含めた治療方針を決定するには、まず「予後不良の原因」を見極めることが何より肝要であることはいうまでもない。そして、『確実なラバーダム防湿」と「緊密な仮封」という根管処置の基本原則に関した問題がある症例に対しては、その問題点について適切に対処することにより、比較的容易に臨床症状の改善および病態の治癒へと導ける。したがって、その画像診断についても、特別の配慮は必要ないと考えられる。

　上記のような場合を除き、イニシャルトリートメント後の治癒に及ぼす因子として、局所的には、①症例選択の適否、②根管の化学的・機械的清掃の不足、③過剰な器具操作（over instrumentation）、④根管充填の到達度・緊密度の不適、⑤偶発症（破折ファイルや穿孔など）、⑥コロナルリーケージ（歯冠漏洩）などが挙げられる。そのなかでも、とくに⑤については、リトリートメントを行ううえで、X線画像診断が非常に重要であり、そのポイントは**表1**のとおりである。

　口内法X線撮影（デンタル）は、歯や歯周組織の細部について鮮明な画像が得られることから、歯内治療・根管処置には必要不可欠である。しかし、リトリートメントでは、表1④〜⑧のように、歯科用コーンビームCT（CBCT：Cone-beam computed tomography）を効率的に活用することで、3次元的な（3D）画像診断に基づき、より確実な病因・病態の把握が可能となる。もちろん、デンタル画像で正方線と偏心位の投影による2画像を比較検討することは、表1④〜⑦の場合に有用である。ただし、偏心投影による画像は、観察対象の全体に大きな歪みが生じるため、本来の形態を正確に把握することは必ずしも容易ではない。したがって、歯科用

表❶　リトリートメント時のX線画像診断のポイント

①種々のクラウン・築造体が存在している（すでに処置中の場合は例外）
②さまざまな根管充填材などが根管内（時には根管外）に存在している（①と同様）
③歯科材料のX線不透過性に起因して観察できない部位が存在する
④歯根と根管の数、形態や走行を改めて3次元的に精査することが望ましい
⑤根管の変化・偏位（レッジ、ジップ・ステップ、トランスポーテーションなど）の有無を3次元的に精査することが望ましい
⑥患歯根尖部と周囲の解剖学的構造物との3次元的位置関係を確認することが望ましい
⑦偶発症（破折ファイルや穿孔など）の状態を3次元的に確認することが望ましい
⑧外科的処置を検討する場合には、骨吸収を伴う根尖病変の広がりを3次元的に確認する必要がある

CBCTが実施可能な環境であれば、通常のデンタル画像の他に、偏心投影か歯科用CBCTのどちらを追加するか慎重に検討する必要がある。

なお、歯科用CBCTに関して、一般的に全身用CTと比較して低被曝であることは、すでに広く認知されている。しかし、実際には機種、撮影の範囲や条件により、有意に高い被曝量となることに留意しなければならない。リトリートメントにおける歯科用CBCTであっても、通常は広い撮影範囲は必要ないため、FOV（field of view：最大有効視野）を可及的に小さく、いわゆる"小照射野"での適用が強く推奨される。

また、歯科用CBCTから得られた画像データを正しく読影し、的確に関心領域を把握するためには、従来のデンタルに比べて、新たな専門的知識が必要である。それには、現在、日本歯科放射線学会のホームページ上（https://www.jsomfr.org/）で公開されている「歯科用コーンビームCTの臨床利用指針（案）第1版（2017年9月29日版）」が非常に参考となる。そして、そのなかでX線撮影はどの方法であっても、一般には6ヵ月以上、最低でも3ヵ月の間隔を空けることが妥当とされている。さらに、難症例のリトリートメントを無事に終えた後、歯冠修復法を選択するうえで、処置の確実性や治癒傾向の確認が必須と判断される場合に限り、歯科用CBCTの追加を考慮することは社会的に容認されるものと思われる。

リトリートメント症例と3D画像診断

歯内治療における歯科用CBCTの適用症例については、「歯内療法における歯科用CBCTの活用」（「日本歯科評論」2018年2月号）に事例が多数紹介されているので、本項と併せてぜひ参照いただきたい。したがって、ここではリトリートメント症例の3D画像診断に特化し、具体例を提示して解説する。

1．クラウン・築造体の除去
■3D画像診断のポイント

歯科用CBCTによる患歯の矢状断面像（唇舌／頬口蓋側面観）で、以下の点について確認する。
①根管内ポストの唇舌／頬口蓋的な方向
②残存する根管壁象牙質の厚み
③穿孔の有無（不顕性を含む）
④垂直性骨吸収（歯根破折の可能性）

図1にその一例を示す。患者は30歳代の男性で、|1 2の自発痛を主訴として来院した。デンタル画像では、歯根中央部に及ぶ太い金属製ポストが装着されていることがあきらかとなった。歯科用CBCTを実施して、同ポストの唇舌的方向を確認した後、切削除去した（歯科用CBCT矢状断面像：|1）。

2．偶発症・難症例への対応
1）見落とされた根管の探索
■3D画像診断のポイント

歯科用CBCTによる患歯の軸位（水平）断面像［上（または下）面観］で、以下の点について確認する。
①歯根の水平的形態
②各根の根管数
③各根管と骨吸収像との位置関係

さらに、矢状断面像と冠状断面像（正面観）で、根管の走行（彎曲度や融合の有無など）を術前に把握しておくことが重要である。

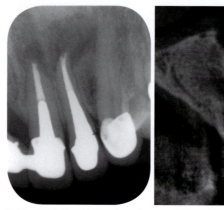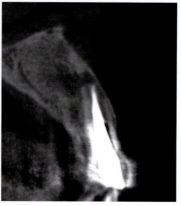

図❶　30歳代、男性。左：デンタル画像、右：クラウン・築造体除去時の3D画像

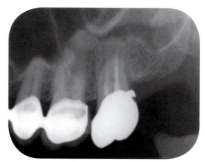

a：デンタル画像

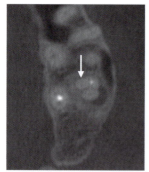

b：軸位断

c：矢状断

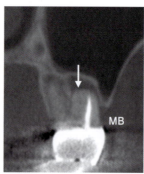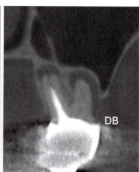

d：冠状断

図❷ a〜d　30歳代、女性。b〜d：見落とされた根管探索時の3D画像

　図2にその一例を示す。患者は30歳代の女性で、歯周病治療のための全顎的なデンタル画像のなかで、7」の根尖部に透過像が確認された。しかし、歯根形態と各根の根管数、各根管と骨吸収像との位置関係、ならびに骨吸収部の広がりや上顎洞との交通の有無などについては、正確に把握できなかった。歯科用CBCTにより、近心頬側根は2根管性で（図2矢印）、根尖部に骨吸収を伴う炎症性病変（根尖病変）が存在していることがはっきり確認できた。さらに、遠心頬側根と口蓋根にも根尖病変が認められたが、上顎洞粘膜の肥厚はみられなかった。

2）破折ファイル除去
■3D画像診断のポイント

　歯科用CBCTによる患歯の軸位（水平）断面像で、破折ファイルが存在している根管を特定する。
　さらに、矢状断面像と冠状断面像（正面観）で、以下の点について確認する。
①破折ファイルの長さや太さ
②破折ファイルの方向と根管の走行との関係
③残存する根管壁象牙質の厚み
④穿孔の有無（不顕性を含む）

　図3〜5にその一例を示す。患者は30歳代の女性で、かかりつけ歯科にて、6」の根管洗浄中に超音波

症例3

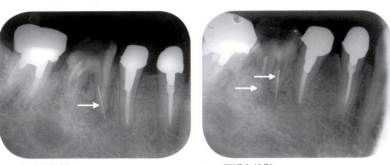

　　a：正方線投影　　　　　　　　b：偏近心投影
図❸　30歳代、女性。破折ファイル除去時の口内法X線撮影（参考文献[1]）より引用改変）

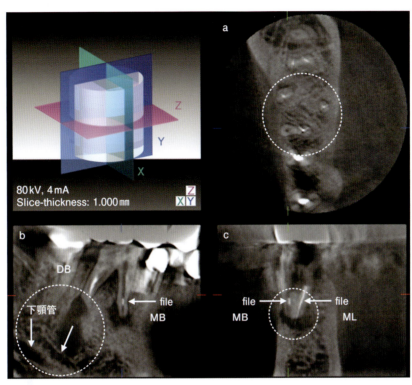

図❹　破折ファイル除去時の3D画像①。a：軸位断、b：矢状断、c：冠状断（参考文献[1]）より引用改変）

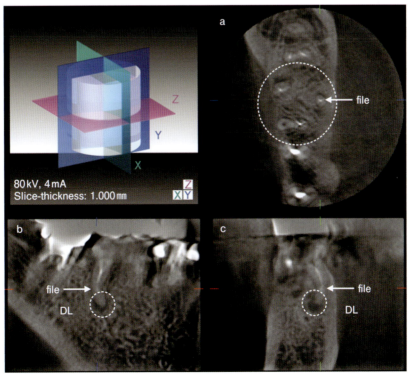

図❺　破折ファイル除去時の3D画像②。a：軸位断、b：矢状断、c：冠状断（参考文献[1]）より引用改変）

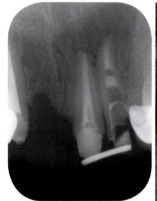
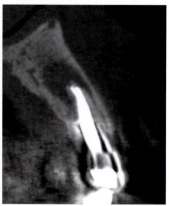

図❻ 30歳代、男性。左：デンタル画像。|2に水酸化カルシウム製剤（カルビタール®）貼薬後。右：レッジへの対応時の3D画像

専用ファイル（#20）が破折したため、デンタル画像2枚（図3）を持参のうえ、紹介により来院した。正方線と偏近心投影による2画像を比較することにより、破折した超音波専用ファイルは、近心舌側（ML）根管内に存在し、また近心頬側（MB）根管内と遠心舌側（DL）根管内にも、それぞれファイル破折小片が確認されたが、偏心投影像では患歯全体に大きな歪みがみられた。患者はすべての破折ファイル除去を希望したため、それぞれの3次元的な位置と方向を正確に把握する必要があり、歯科用CBCTを実施した。その結果、破折した超音波専用ファイルは、ML根管内を舌側から頬側に向かって斜走しており、またMB根管内の約2mmの細いファイル破折小片の状態がはっきりと確認された。さらに、DL根は根中央部付近での頬舌的および近遠心的な彎曲が強く、その彎曲部を超えた根尖側の位置に存在する約2mmの細いファイル破折小片の状態もあきらかとなった（図4、5）。

3）レッジへの対応

■3D画像診断のポイント

歯科用CBCTによる患歯の矢状断面像で、以下の点について確認する。

①レッジ（あるいはジップ・ステップ、トランスポーテーションなど）の方向
②レッジ形成部から根尖側における本来の根管の走行
③骨吸収を伴う根尖病変の有無
④残存する根管壁象牙質の厚み
⑤穿孔の有無（不顕性を含む）

図6にその一例を示す。デンタル画像（図1と同一患者）では、|2の根尖部にレッジなどが疑われた。そこで、歯科用CBCT検査により、レッジ形成部から根尖側における本来の根管の走行、ならびに残存する根管壁象牙質の厚みや穿孔の有無などを確認した。その後、3D画像に基づいて根管充填材を除去した。

4）穿孔への対応

■3D画像診断のポイント

歯科用CBCTによる患歯の軸位（水平）断面像で、穿孔部の位置および水平的範囲を特定する。

さらに、矢状断面像と冠状断面像（正面観）で、以下の点について確認する。

①穿孔部の方向
②穿孔部の垂直的範囲

図7にその一例を示す。患者は50歳代の男性で、7|の自発痛を主訴として来院した。デンタル画像では、根分岐部に透過像が認められ、遠心根中央部の分岐部側に穿孔が疑われた。補綴物を除去したところ、遠心根管内に出血がみられたことから、穿孔部の3次元的な方向と範囲の確認、ならびに根分岐部と根尖部の骨吸収の広がりを精査するために歯科用CBCT検査を実施した。その結果、穿孔部の状態と骨吸収の様相、さらには根尖病変と下顎管との位置関係などがはっきりと確認できた。そして、マイ

症例5

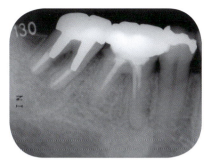

図❼a　デンタル画像

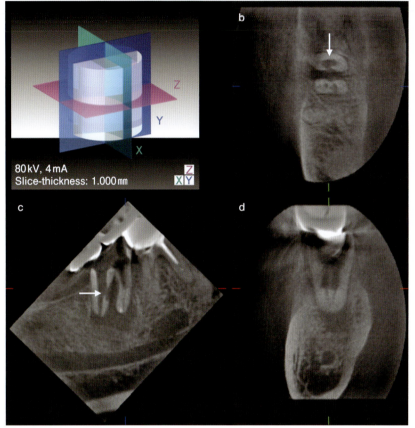

図❼b〜d　50歳代、男性。穿孔への対応時の3D画像。b：軸位断、c：矢状断、d：冠状断

クロスコープ観察下で穿孔部を封鎖した後、感染根管治療を行った。

3．歯根破折（垂直性）の画像診断

■3D画像診断のポイント

　歯科用CBCTによる患歯の矢状断面像で、歯根破折に起因する垂直性骨吸収を特定する。さらに、軸位（水平）断面像で、破折線の有無について確認する。

　なお、歯根破折の検出限界は、現状ではおよそ幅0.2〜0.3㎜で、破折片にある程度の変位がないと確認できない。しかし、歯根周囲の骨吸収像の様相を3次元的に確認することは、歯根破折の可能性を探るうえで非常に有用である。

　また、根管内ポストや根管充塡材が存在していると、メタルアーチファクトによる偽像（放射状の白線や黒線）が観察される。したがって、とくに"黒線"が認められる場合には、デンタル画像時のような感覚で「破折線！」と誤診しないように注意しなければならない。

　したがって、歯根破折の画像診断には、歯科用CBCTのほうがデンタルよりも有効であるものの、臨床症状や他の検査所見を十分に検討した後、歯科用CBCT検査を実施するのが妥当である。

　図8にその一例を示す。患者は40歳代の女性で、

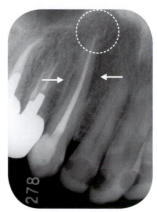

図❽a　デンタル画像

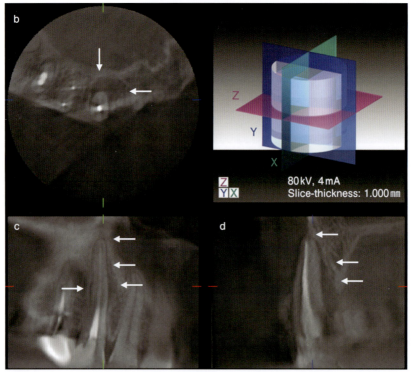

図❽b〜d　40歳代、女性。歯根破折（垂直性）の3D画像。b：軸位断、c：冠状断、d：矢状断

3」の違和感と口蓋側歯肉部の腫脹を主訴として来院した。同部には、限局性の深い歯周ポケットが確認された。デンタル画像では、歯根中央部の近遠心側に歯根膜腔の拡大がみられるものの、根尖部透過像は認められなかった。歯科用CBCTによる検査の結果、歯周ポケットが形成された部位に一致して、矢状断面像では垂直性骨吸収が根尖部付近まで進展し、また軸位（水平）断面像では病変の水平的な広がりがはっきりと確認できた。ただし、軸位断面像で観察された放射状の"黒線"（図9）は、根管内ポストと根管充填材に起因した偽像（アーチファクト）であり、その判断には十分注意する必要がある。

最新の教科書は最良の生涯学習ツール

本項を終えるにあたり、リトリートメント時のヒントを求め、本書を手にとっておられる諸兄には、『歯科放射線学 第5版』（医歯薬出版）ならびに『歯内治療学 第4版』や『エンドドンティクス 第5版』（永末書店）のような、いわゆる教科書の最新版をぜひ一読されることをお勧めしておきたい。その理由は、最新の教科書にはすでに確立した基本原則とともに、臨床的な諸課題に対し、新たな研究・診療成果と科学的根拠／エビデンスに基づき、専門家による一定のコンセンサスが得られた考え方や治療法

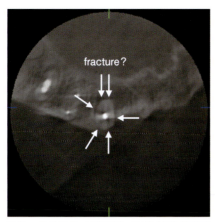

図❾ 歯根破折（垂直性）の3D画像診断時の注意点、偽像（アーチファクト）

図❿ 患者にとって最善な歯科医療のあり方

などが簡潔にまとめられているからである。

『歯科放射線学 第5版』では、「第5章 画像診断／3．歯髄・根尖性歯周組織疾患と歯内療法」として、根尖病変のX線検査と画像診断、および歯科用CBCTの活用について、リトリートメントにも欠かせない基本事項がわかりやすく解説されており、非常に参考となる。さらに、「医療における放射線防護」として、「歯科で利用される代表的な撮影法における実効線量」や「X線検査の適用についてのガイドライン」（欧州委員会2004年）などが明示されており、この機会に改めて確認しておくことはおおいに意義があろう。

また、『歯内治療学』に注目してみると、その改訂に要した歳月は、その昔、第1～2版では約16年、第2～3版では約8年であったのに対して、第3～4版では約4年と顕著に短縮しており、日進月歩で進化する歯内治療用の器械器具はもちろんのこと、歯髄再生療法のような先進的な治療法などについても、可及的すみやかに収載するよう努められている（現在、全面改訂が行われており、近日中に第5版が刊行される予定）。そして、各トピックの内容は、著者以外の第三者による査読を経て、適切にブラッシュアップされていることもたいへん重要である。EBM（Evidenced-based Medicine）が歯科界をも席巻して久しいが、その本質が必ずしも正しく理解されていないのでは？ と感ずることもあるのではないだろうか。個々の研究論文については、批判的吟味なしに、そのまま受け入れてしまう「エビデンス至上主義」に陥らないよう留意して取り扱うことが大切である（図10）

以上のとおり、最新の教科書は、学生や臨床研修歯科医師のみならず、一般歯科医師にとっても生涯学習の身近なツールとして非常に有用であり、積極的に活用することがリトリートメント成功への近道の一つである。

【参考文献】
1）中田和彦，中村 洋：歯科用CTとマイクロスコープを併用した歯内療法の有効症例から．日本歯科評論．65(10)：2005.

MUST OF RETREATMENT

■ 1章　診断と意思決定

02　リトリートメントの意思決定

大阪府・YOKOTA DENTAL OFFICE　**横田 要**

　歯内療法の成功率は文献や筆者によって異なり、53〜94％と幅をもっている。仮に高い数値の94％を取っても、6％ほどは失敗に終わる計算になる。
　ではわが国での根管治療の成功率はどれくらいであろうか？　これもさまざまな研究があるが、およそ50％程度とされている[1]。この数字を高いか低いかという議論はさておき、すでに根管治療が行われている歯を有する患者が来院したとき、どのような治療方針が適切なのであろうか？　再根管治療（リトリートメント）が必要、あるいは不必要なのか、必要であれば外科的、あるいは非外科的どちらで行うのがよいのか、もしくは抜歯を選択するのか、また、リトリートメントが必要でなければどれくらいの期間経過観察を行うのかなど、さまざまな要因が絡み合い、時として適切な治療方針を下すのが困難になることがある。
　本項では、既根管治療歯に対し、正確な診査・診断から導かれる臨床上の意思決定を下すためのプロセスを解説する。大事なことは、術者の趣味や都合、または医院の利益の優先ではなく、真に患者利益に繋がる意思決定を下せるかどうかである。

成功と失敗の定義

　既根管治療歯を診察する際にまず判断すべきことは、以前に行われた治療が成功しているか、または失敗しているかを見極めることである。現在、医療においての診断のゴールデンスタンダードとしては、病理組織学的診断が挙げられるが、根尖部の病理組織診断を毎回行うのは不可能に近い。それゆえ、現実的に根管治療が成功しているか失敗しているかを臨床的に判断する材料としては、X線所見と患者が訴える臨床症状の2つが挙げられる。
　歯内療法領域において治療の成否を判定する際に、X線所見を用いたいくつかの文献が発表されている。そのなかで、クラシックではあるが、数多く用いられているのが、1956年にStrindbergが提唱したクライテリアである（**表1**）。そのクライテリアにおける成功とは、臨床症状がなく、X線写真でも根尖部周囲の透過像が完全に治癒していなければならない。仮に、術前に認められた透過像のサイズが経過観察時に縮小していても、完全に正常なX線所見が確認されなければ、成功とはみなされない。臨床的

表❶　Strindberg のクライテリア

成功	・歯根膜腔の幅・形態が正常 ・根尖より飛び出た充填材の周囲だけ、歯根膜腔の幅が拡大
失敗	・根尖周囲透過像が縮小している ・根尖周囲透過像が変化していない ・新しく根尖周囲透過像が認められる、もしくは術前より透過像が拡大している
不明瞭	・不明瞭もしくは再現性がなく、技術的な基準を満たさないもの ・複根歯で、治療後3年以内に別の歯根の根管治療が失敗に終わって抜歯された場合

表❷ Goldmanの実験。歯内療法の成功・失敗253症例。根尖透過像の有無を判断（参考文献[2,3]より引用改変）

	診断が一致	6～8ヵ月後再読影後の一致率
2名の歯内療法専門医	50％以下	72～88％
3名のエンドレジデント		
1名の放射線学の准教授		

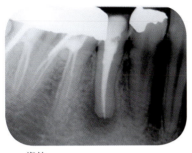 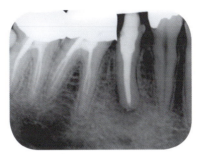 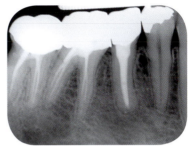

a：術前　　　　　　　　　　b：術後1年　　　　　　　　　c：術後4年

図❶ a～c　根尖病変の治癒判断は、4年以上の経過が必要とされている[4,5]［本症例は石井 宏先生（東京都開業）のご厚意による］

にはかなり厳格な基準になっており、疫学的な調査では適用されることが少ない。

また、X線写真を読影する術者により、その評価にばらつきがあるとの報告もある（**表2**）[2,3]。この実験では、同じX線写真を複数の人間が読影しても、必ずしも同一の結論（病変があるかないかなど）を得られないとし、さらに驚くべきは同じX線写真を後日診ると、前に得た結果とは異なる場合もあるということである。

では、仮にX線写真上で病変が確認できれば、すべて治療すべきなのであろうか？　まずは、どの時点からの予後評価であるかを見極める必要がある。たとえば、初診のX線写真で病変が確認できたからといって、ひょっとするとその病変は以前の治療時より縮小傾向にあるかもしれない。つまり、治癒の過程にある状態かもしれないということである。

また、仮に術前に病変を有する歯があり、根管治療後半年のX線写真で、術前と同じ大きさの病変があれば、どのように判断すべきであろうか？　種々の文献から、根尖病変が治癒するのは4年ほどかかり、4年以上経過していれば、治療の結果を判断してよいとされている（**図1**）[4,5]。

さらに、ヒトの遺体を用いた実験では、X線写真上で根尖病変があるからといって、必ずしも炎症反応がみられるとはかぎらず、逆に根尖病変がなくても、根尖周囲組織に炎症反応がみられたという結果であった[6]。

以上の点から、術後どれくらい経過しているかを考慮することは重要であり、X線写真上で根尖病変が確認されただけで闇雲に治療介入すべきではないといえる。

診査・診断

適切な治療計画を立てる前に、歯髄と根尖周囲組織の正確な診断は必須である。まずは全身疾患などがないか、医科的既往歴について問診する。

- 過去・現在の疾患
- 服用している薬剤
- 生活習慣
- 歯痛に関連する疾患（顔面神経痛、心臓血管病、副鼻腔炎など）

その後、歯科での既往歴を問診する。

- 過去・現在の治療歴
- 現在の歯科的問題（主訴）の経過
- 痛みの有無、既往
- 腫脹の有無、既往、程度

実際の臨床（とくに患歯が既根管治療の場合）では、どのような根管治療を受けたのかを患者から具

症例1

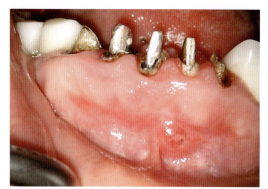
図❷a ⌊1の根尖部付近にサイナストラクトを確認できた

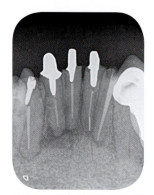
図❷b 多数の下顎前歯に根管治療が行われていた

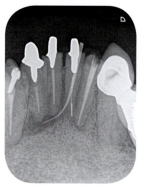
図❷c ガッタパーチャポイントをサイナストラクトに挿入し、X線写真撮影を行った。サイナストラクトは2 1⌋が由来であると考えられる。原因歯の特定は非常に重要である

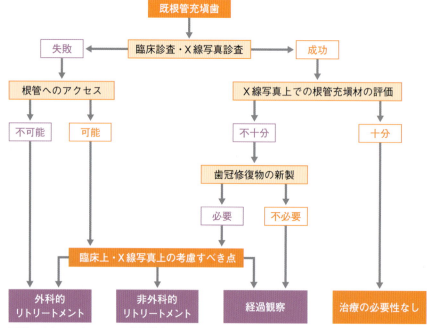
図❸ リトリートメントの意思決定フローチャート

体的に聞き出す必要がある。筆者はこのステップにことのほか、時間をかけている。

たとえば、前回の根管治療のとき、ラバーダムを使用したかどうか（実際に患者に聞くときは、ラバーダムのシートを見せながら、「根管治療中にこういったゴムのシートで口を覆いましたか？」といったふうに聞く）、1回の治療時間はどれくらいで、何回通院したかなどを細かく尋ねている。その後、チェアーを倒し、歯髄・根尖性歯周炎の診査へと移っていく。

冷水痛・温熱痛・電気的歯髄診断器で歯髄の状態を、打診痛・根尖部圧痛・X線写真診査で根尖周囲組織の診査を行う。リトリートメントの意思決定のプロセスにおいて、根管治療はすでに行われているので歯髄の状態の診断はそれほど難しいわけではなく、X線写真診査で読み取らなければならない項目が多くなってくる（図2a〜c）。その一例を下記に列挙する。

- 根尖病変の有無、大きさ
- 根管充填の質
- オリジナルの根管形態の保持
- ポストの有無・種類

症例2

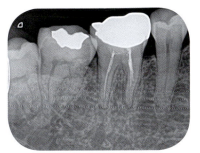

図❹ 6̲ に打診痛ならびに根尖部圧痛が認められ、根管充塡の質も低い

症例3

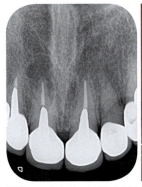 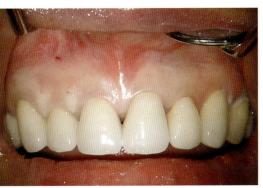 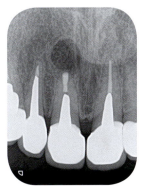

図❺a　診査時のＸ線写真(左)と口腔内写真(右)。患歯は 1̲ 。根尖部圧痛が認められる。補綴物は最近新製され、外科的歯内療法を強く希望。歯根端切除術にて治療を行った

図❺b　術直後のＸ線写真。経過観察を行う

- 根尖部までアクセスするうえでの障害の有無
- 見落としの根管の有無
- 歯冠修復物と歯の適合状態

意思決定

リトリートメントの意思決定のチャートを示す（図3）[7]。まずは前述したように、臨床診査ならびにＸ線写真診査を行う。

1．以前の根管治療が失敗（図4）

以前に受けた根管治療が失敗と判定されれば、外科的リトリートメントもしくは非外科的リトリートメントが適応になる。

1) 根管へのアクセスが不可能（図5a、b）

外科的リトリートメントが第一選択肢となる。他の選択肢としては、経過観察・抜歯となる。

2) 根管へのアクセスが可能（図6a、b）

非外科的再治療が第一選択肢となる。他の選択肢としては経過観察・抜歯となる。

2．以前の根管治療が成功

以前に受けた根管治療が成功と判定されれば、基本的にはリトリートメントは必要ない。しかしながら、根管治療が不十分でも成功する症例もあるため、このような場合、Ｘ線写真にて根管充塡の質を検討する必要がある。根管充塡の質における評価項目を下記に示す。

- すべての根管内に根管充塡材が存在するか
- 根管充塡材の位置がＸ線写真上で根尖より２mm以内であるか
- 根管充塡材の緊密度はどうか

1) 根管充塡の質に問題がない場合

新たなリトリートメントは必要ない。

2) 根管充塡の質に問題がある場合

以前に受けた根管治療は成功しているが、根管充塡の質に問題がある場合、リトリートメントが必要もしくは不必要かは、歯冠修復物の新製の必要性があるかどうかで判断する。

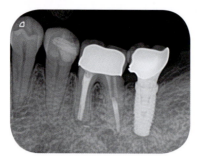 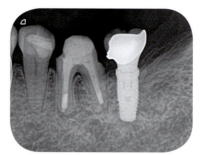

図❻a ⌐6に自発痛、打診痛、根尖部圧痛が認められた。X線写真上での根管充填の質は悪くはないが、問診すると、ラバーダムなどの使用歴はなく、無菌的治療が行われていないことが判明

図❻b 非外科的リトリートメントを選択し、2回法で治療終了

■ 歯冠修復物の新製の必要なし

リトリートメントの必要はない。しかしながら、このようなケースでは、今後失敗へと転帰する可能性があるため、経過観察の必要がある。

■ 歯冠修復物の新製の必要あり

歯冠修復物の新製が必要であれば、リトリートメントを行う必要がある。これは、リトリートメントを行わずに補綴物の新製を行った後に歯内療法の問題が発現した場合、リトリートメントが困難になる可能性があるためである。

3．臨床上・X線写真上の考慮すべき点

1）既往歴

以前の治療よりどれくらい時間が経過しているのか、過去に症状はあったのかという事項は、患歯の状態・今後治癒する可能性・病態・治療の緊急性などを把握する一因となる。また、以前に治療を行った術者の普段の治療環境や治療水準を知ることは、ただ単に質の低い治療に起因する問題なのか、あるいは質の高い治療を行ったにもかかわらず、臨床における治療限界によって問題が起こっているのかを見極めるのに役立つことがある。

2）臨床状況

症状の有無、またはその重症度が治療の緊急性を左右し、時には治療方法も決定させる場合がある。また、歯冠修復物の適合が悪く、歯冠側からの漏洩が疑われるような場合、そのような環境下でのリトリートメントは避けるべきである。加えて、辺縁性歯周炎が関与している場合、根管治療を始める前によく考慮すべきである。

3）解剖

未治療の根管は失敗の原因となり得るため、未根管充填の根管の存在などを注意深く検査する（図7）。また、オリジナルの根管形態が保たれているかも、治療の成功率に影響を与えるため注意する（図8）[8]。

4）根管充填材

根管充填材は、X線写真上の根尖と病変とを相対的に評価すべきである。また、アンダーに根管充填されている歯では、必ずしもその位置より根尖側へと治療ができるとはかぎらない。また、オーバーに根管充填されている場合は、除去は困難である。

5）根尖部へのアクセスは可能かどうか

リッジやトランスポーテーション、彎曲部を越えての破折器具の存在は、根尖部へのアクセスを困難にする場合がある（図9）。

6）患者

患者のマネジメントも、臨床家として重要である。さまざまなシチュエーションが考えられるが、大事な点は客観的な情報を患者に伝え、そのうえで考えられる治療選択肢を提示し、患者それぞれの価値観やそこから生じる1本の歯に対する考え方、ひいては患者の考える費用対効果に照らし合わせながら、治療方法を考慮する必要がある。

7）術者の能力

リトリートメントを行うにあたり、以前の治療よ

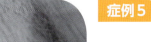

症例5

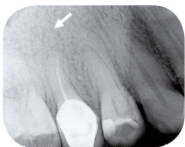

図❼a ⌐5に打診痛および根尖部圧痛が認められた。未処置根管の存在が疑われる（矢印）

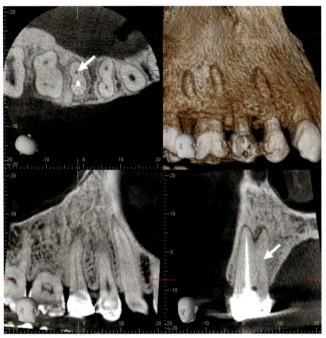

図❼b CBCT画像上で、未処置根管が確認できた（矢印）

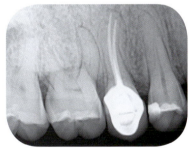

図❼c 歯冠側からの漏洩は疑われなかったため、クラウンからアクセスホールを形成し、2回法にて根管充塡

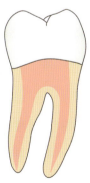
根管形態が
守られていた
86%

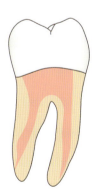
根管形態が
守られていなかった
47%

図❽ 既根管充塡歯452本を2年間経過観察し、オリジナルの根管形態が守られているか、それとも守られていないかで成功率を分析した（参考文献[8]より引用改変）

症例6

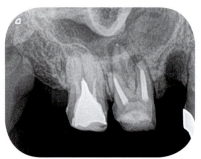
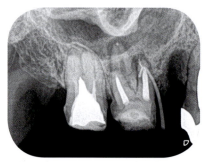

図❾a　6⏌に打診痛および根尖部圧痛が認められた。近心頬側根管には、破折器具が確認できた

図❾b　サイナストラクトが形成されていたため、ガッタパーチャポイントを挿入し、X線写真撮影を行った。6⏌の近心頬側根が原因であると考えた

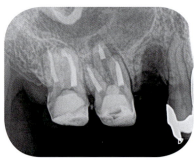
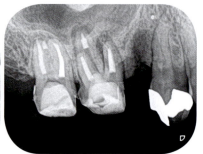

図❾c　破折ファイルは、マイクロスコープ下では確認できなかった。また、CBCT画像上で6⏌近心根は上顎洞に近接しており、除去時に根尖方向に押し出すリスクを考慮して、そのまま根管充塡を行った。2回目の来院時にはサイナストラクトは消失した

りもクオリティを上げられるかという点は重要である。改善が見込めなければ、専門医への依頼、もしくは抜歯の選択などを考慮に入れる。

4．非外科的リトリートメント VS. 外科的リトリートメント

リトリートメントが必要であると判断されたのちに決定すべきは、非外科的もしくは外科的にアプローチするかである。非外科的リトリートメントは、根管内をターゲットにして、根管内の汚染物質の除去によって細菌数を減少させ、緊密な根管充塡によって再感染を防ぐとともに、残存する細菌を埋葬することが目的である。

一方、外科的リトリートメントは根尖部付近をターゲットにし、根尖切除によって複雑な解剖形態を有する根尖部に入り込んだ細菌や根尖周囲の感染を除去して、逆根管充塡によって根管内の細菌を根管内に封鎖するのが目的である。

表3に両方の術式の適応症と禁忌症を示す。適応症などは表3のとおりであるが、原則的には、第一に非外科的リトリートメントを考慮に入れるべきである。もちろん、非外科的リトリートメントの限界もあり、通常の治療で治癒傾向へと向かわなければ、いたずらに治療を繰り返す必要はなく、外科的なアプローチを選択すべきである。ただし、ほとんどの症例で非外科的なアプローチのほうが非侵襲的である。また、感染が疑われる歯に対して外科的リトリートメントを行うよりも、非外科的リトリートメント後に外科的リトリートメントを行ったほうが成功率も高い[9]ため、第一選択として非外科的リトリートメントを選択すべきであろう。

●

歯科医師の行う根管治療の成功率は、残念ながら100％ではない。それゆえ、根管治療が失敗に陥った場合、リトリートメントが必要になる。その際はまず、患歯の医科的・歯科的既往歴から、どのような状態でどういった質の根管治療を受けたかを把握する必要がある。その後、正確な診査・診断のなかで患歯の特定を行う。そして、前述したようなフロ

表❸ 非外科的リトリートメントと外科的リトリートメントの適応症と禁忌症

	非外科的リトリートメント	外科的リトリートメント
適応症	・歯冠側からの漏洩がある ・外科処置を行うと、審美的な問題が起こる可能性がある（とくに前歯部）	・歯冠側からの漏洩がない ・根管治療が無菌的に行われ、根管充塡の質が高い ・歯冠歯根比が良好 ・辺縁性歯周組織に問題がない ・歯冠修復物・ポストを除去するのが困難
禁忌症	・根管内または根尖部までのアクセスが不可能 ・歯冠修復物を通り越してのアクセスが不可能 ・歯冠側からのアプローチにより、パーフォレーションや歯の著しい脆弱化を引き起こす可能性がある	・根尖部へのアクセスが不可能 ・患部が解剖学的に問題となる部位と近接している（上顎洞・オトガイ孔・外斜線） ・前歯部付近で術後の審美障害が起こる可能性があり、患者がそれを受け入れられない場合

ーチャートに従い、治療方法を決定する。導き出された治療方法が仮に術者の力量を越えるようであれば、専門医に治療を依頼するのも重要であろう。

臨床ではさまざまな状況が絡み合い、時として意思決定を複雑にする場合があるが、真の患者利益の追求のため、リトリートメントにおける意思決定は正しく下されるべきであろう。

【参考文献】

1) 須田英明：わが国における歯内療法の現状と課題．日本歯内療法学会雑誌，32(1)：1-10, 2011.
2) Goldman M, Pearson AH, Darzenta N: Endodontic success--who's reading the radiograph?. Oral Surg Oral Med Oral Pathol, 33(3): 432-437, 1972.
3) Goldman M, Pearson AH, Darzenta N: Reliability of radiographic interpretations. Oral Surg Oral Med Oral Pathol, 38(2): 287-293, 1974.
4) Orstavik D: Time-course and risk analyses of the development and healing of chronic apical periodontitis in man. Int Endod J, 29(3): 150-155, 1996.
5) Engström B, Segerstad LHA, Ramstrom G, Frostell G: Correlation of positive cultures with the prognosis for root canal treatment. Odontol Revy, 15: 257-270, 1964.
6) Barthel CR1, Zimmer S, Trope M: Relationship of radiologic and histologic signs of inflammation in human root-filled teeth. J Endod, 30(2): 75-79, 2004.
7) Friedman S, Stabholz A: Endodontic retreatment--case selection and technique. Part 1: Criteria for case selection. Endod, 12(1): 28-33, 1986.
8) Gorni FG1, Gagliani MM: The outcome of endodontic retreatment: a 2-yr follow-up. J Endod, 30(1): 1-4, 2004.
9) Hepworth MJ1, Friedman S: Treatment outcome of surgical and non-surgical management of endodontic failures. J Can Dent Assoc, 63(5): 364-371, 1997.

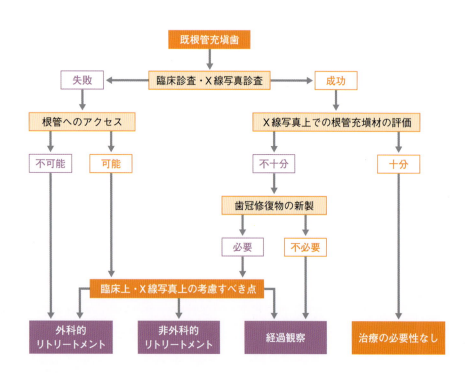

MUST OF
RETREATMENT

2章

クラウンと築造の除去

---

01 クラウン除去
三橋 純

02 メタルポスト除去
木ノ本喜史

03 ファイバーポストレジンコア除去
辻本真規

2章　クラウンと築造の除去

01　クラウン除去

東京都・デンタルみつはし　**三橋 純**

　補綴歯の再根管治療（リトリートメント）のためには感染源除去の観点からクラウンの除去が前提であるが、それは根管へのアクセスを可能にすると同時に、歯冠を失うことを意味する。転院希望で来院された患者で、残根状態や隔壁のみの歯冠のない状態で長期間根管治療を続けられていた方を診ることが多い。われわれ歯科医師の目的は、リトリートメントを行うことではなく、病変の生じた歯を治癒に導き、再補綴やメインテナンスによって長期的に維持することである。

　ひとたび歯冠を失えば、ゆっくりではあるが、確実に隣在歯の近心傾斜や挺出、対合歯の挺出などが生じる。これでは、たとえ根管治療が成功しても、その後の再補綴やメインテナンスに甚大な悪影響を及ぼす。歯科医師たる者、このことをはっきりと認識し、決してクラウンを除去してただ漫然と根管治療をすることなく、テンポラリークラウンの作製を念頭においてクラウン除去に取りかかるべきである。

テンポラリークラウンを装着しない根管治療の悪影響

　根管治療中、テンポラリークラウンを作製して装着しないと、対合歯の挺出や咬合高径の低下などさまざまな悪影響が生じる（図1）。

安全なクラウン除去

　クラウン除去に際しては、支台歯や隣在歯に破折などを生じさせないことが必須である。

　その方法としては、①分割する、②クラウンマージンを引き上げる、③真上に持ち上げる、④すべて削り取る、などに分けられる（図2a〜d）。

　①と②は、維持溝などがあった場合には支台歯を破折させてしまう可能性がある。安全性が高いのは③と④であるが、④は長時間かかるうえに振動も加わるので、現実的には望ましい選択肢とはいえない。よって、③の真上に持ち上げる方法が第一選択となる。

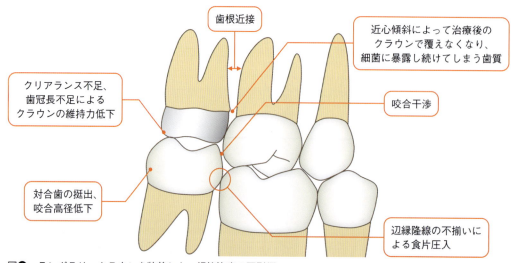

図❶　テンポラリークラウンを装着しない根管治療の悪影響

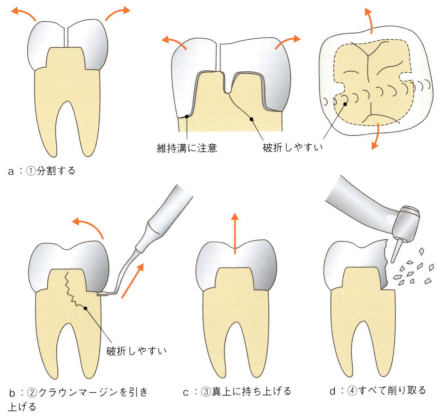

a：①分割する

b：②クラウンマージンを引き上げる

c：③真上に持ち上げる

d：④すべて削り取る

図❷a〜d　おもなクラウン除去法

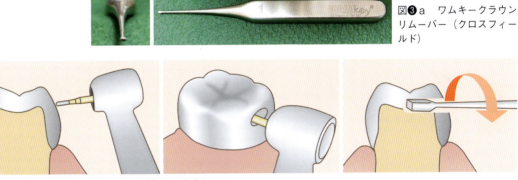

図❸a　ワムキークラウンリムーバー（クロスフィールド）

図❸b　ワムキークラウンリムーバーは捻るのがポイント

テンポラリークラウン装着を前提とした クラウン除去の実際

　クラウンを真上に持ち上げるタイプの器具として、筆者はワムキークラウンリムーバー（図3a：クロスフィールド）を推奨する。クラウンの側面からコアとクラウンの境界を目がけて穴を開け、リムーバーを挿入して捻じるとクラウンが着脱方向へ持ち上がり、安全に除去できる（図3b）。短時間でクラウンをほぼ無傷で除去できるので、テンポラリークラウンとして使えるのが最大の特徴である。ただし、PFMCなど咬合面のメタルの厚みが不足している

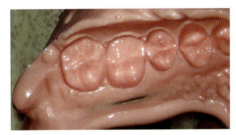

図❹　咬合面のメタルの厚みが不足しているクラウンの場合、除去前に念のため、テンポラリークラウン作製用の印象採得をしておく

と変形して除去できない。その際は、前述の①や④でクラウンを壊して除去することになるので、レジンでテンポラリークラウンを作製するための術前印象採得も必要となる（図4）。

症例1

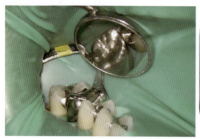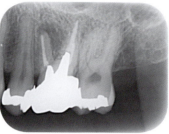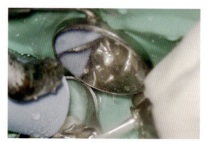

図❺a ⌊6のメタルクラウンを除去すると、その下にメタルコアがあることがわかる

図❺b アクセスしやすい近心舌側方向から、クラウン内面とコアの境界を目指して削合する

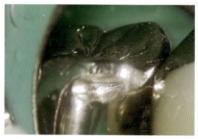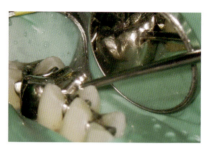

図❺c クラウン内面とメタルコアの境界線を、マイクロスコープの拡大像で確認できる（ミラー像）

図❺d 先端を最深部に入れて捻る

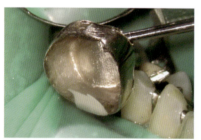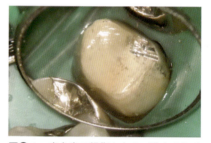

図❺e クラウンを壊すことなく、除去できた

図❺f 支台歯の損傷もなく、除去されている

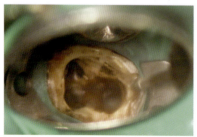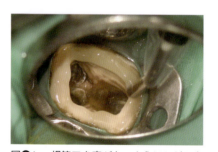

図❺g 残存歯質のう蝕などを除去する

図❺h 根管口を塞がないようにレジンを塡入する

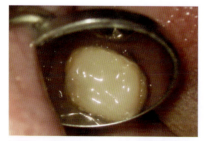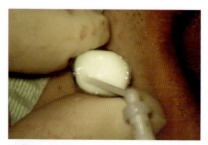

図❺i デュアルキュア型のコア用レジンを盛り上げる

図❺j 除去したクラウン内にも満たす

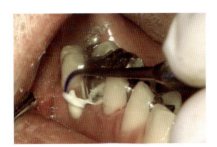

図❺k　クラウンを圧接し、はみ出たレジンを除去する

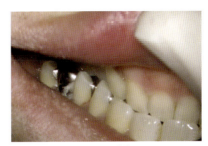

図❺l　咬合させて、重合が完了するのを待つ

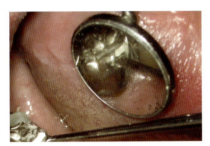

図❺m　レジンが硬化した後に、同様に開窓して再びリムーバーで除去する

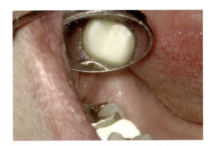

図❺n　根管治療用の支台が準備できた

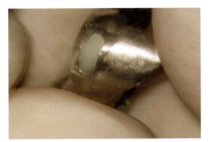

図❺o　メタルクラウンの穴は接着処理してからレジンで塞ぐ

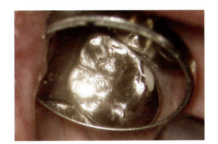

図❺p　テンポラリークラウンとして仮着されたメタルクラウン

症例2

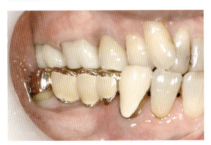

図❻a　ロングスパンのブリッジも、症例1と同様に除去できる

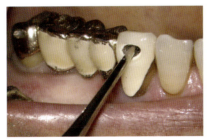

図❻b　両方の支台歯に穴を開け、交互に少しずつ持ち上げる

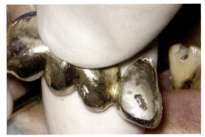

図❻c　壊すことなく、安全にブリッジを除去できた

　紹介した方法でメタルクラウンのほとんどを安全に除去可能であり、さらにテンポラリークラウンとしても使うことができる（**図5a～p、6a～c**）。忙しい臨床のなかで、テンポラリークラウンを作製することは敬遠されがちだが、本項で紹介した方法を応用すれば、手早く丈夫なテンポラリークラウンを手に入れることができるので、ぜひマスターしてほしい。これがリトリートメントの第一歩である。

02 メタルポスト除去

大阪府・きのもと歯科／大阪大学大学院歯学研究科　木ノ本喜史

　感染根管治療を行う歯には、すでに修復処置がなされている場合が多い。そして、根管に対する処置を開始するまでに済ませなければならない対応として、支台築造の除去がある。支台築造には、スクリューポストや既成メタルポスト、およびファイバーポストを用いたコンポジットレジン製支台築造と鋳造金属による支台築造（メタルポスト）がある。メタルポストは、金属鋳造したポストコア（本項では、根管部分に入る筒状の部分をポスト、歯冠部をコアと表現する）をセメントで根管に合着あるいは接着させるものである。

　根管内に挿入してある支台築造の除去は、術者にも患者にも負担が大きい処置である。とくに、メタルポストはクラウンやインレーなどと比べてポスト部分の切削が難しく、除去が困難であるため、苦手と感じている歯科医師が多い。そこで本項では、メタルポストのさまざまな除去方法について解説する（図1a～c）。それぞれに長所と短所があるので、それらを理解して実際の症例に適した方法を採用することが重要である。

メタルを切削して除去する方法（図1a）

　誰もが直感的に思いつく方法であり、ポストがほとんど入っていない場合や浅い場合は有効なことが多い。しかし、ポストが根管内にしっかりと入った症例では、バーがメタルに弾かれたり、切削する方向を誤ったりする結果、根管壁を削除してしまうことがある。これが原因で穿孔を生じている症例も見かける（図2）。

　メタルを切削するには、ダイヤモンドポイントよりカーバイドバーのほうが適しており、さらに根管内のポストを切削するには、ロングネックのカーバイドバーが望ましい（図3）。カーバイドバーの形態はさまざまあるが、筆者は穿通能力もあり、かつポスト内に入ったときに側方にも切削能力がある#330の形態を好んで使用している。また、数回使用してオートクレーブ滅菌されたカーバイドバーは、切削効率が著しく低下する。切削効率の劣ったバーはメタルに弾かれて根管壁を削ってしまいがちなので、バーをメタルに当てて削れないと感じた場合は廃棄し、新品を使うのが安全のために望ましい。安定した回転と決められた回転数を守るために、カーバイドバーを使用する場合は、4倍速あるいは5倍速コントラアングルハンドピースを使用する。

　複根歯において、複数の根管にポストが入っている場合、髄床底近くまでコアを切削してポストコアを分割する場合がある。髄床底は薄いので、切削しないように気をつける（図4）[1]。マイクロスコープやルーペなどの拡大視野下での処置が望ましい。

超音波振動を与えて除去する方法（図1b）

　メタルポストは、鋳造体をセメントで根管内に合着してある。よって、セメントあるいはその根管壁との界面を崩壊させることにより、ポストを除去する方法が考えられる。具体的には、コア部分に超音波振動を加えることでポスト部分に振動が伝わり、そのエネルギーでセメントあるいは接着界面の崩壊を目指す。しかし、コアに与えた振動自体、あるいは振動がテコのようにポスト部に伝わって側方圧となり、歯根破折が生じる可能性がある。振動による

a メタルを切削して除去する方法

長所
- 特別な手技が不要

短所
- メタルが象牙質より硬いことが多いため、切削中にバーがメタルに弾かれてしまうことがある。結果として根管壁を切削してしまうおそれがあり、穿孔する危険がある
- 長いポストでは、切削する方向を誤って穿孔する危険がある
- 複根歯では、髄床底を切削するおそれがある
- ポストの先まで切削しなければ、除去できないことが多い

→
- 4倍速あるいは5倍速コントラアングルハンドピース、カーバイドバーを使用する
- 切削方向を細かくチェックする

b 超音波振動を与えて除去する方法

長所
- 根管壁を切削する危険がない
- 2方向から振動を加えることも可能（ダブルバイブレーションテクニック）

短所
- 時間がかかることが多い
- 振動により、歯質にクラックを生じる危険がある

→
- 歯の動揺がないかを確認する
- 振動がコアにしっかりと伝わっているかを確認する

c ポストを一塊として引き抜く方法

1．専用の器具を使用する方法［リトルジャイアント（図6）、兼松式合釘抜去鉗子（図7）など］

長所
- 上手に使用すれば瞬時に処置が完了する

短所
- 専用の器具が必要
- 加える力の加減や方向が難しく、無理をすると歯根破折を生じる
- 使用できる部位が限られることがある

→ 器具の機構を理解して使用する

2．2本のドライバーを使用する方法（ダブルドライバーテクニック）

長所
- 特別な器具が不要
- 力加減を調整しながらの処置が可能
- どの位置でも使用可能で、使用する部位を問わない

短所
- 無理をすると歯根破折を生じる危険がある

→ 歯を押して、その反作用でコアが上がってくるイメージをもつ

図❶ a〜c　メタルポストを除去するためのさまざまな方法の長所と短所。aとc-1、aとc-2、bとc-1、bとc-2など、上記の方法の併用が有効な場合も多い

症例1

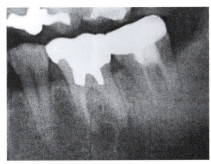

a：紹介元から持参したパノラマX線写真の出力の一部

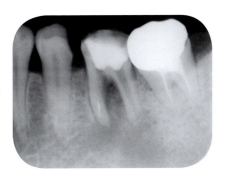

b：初診時のデンタルX線写真

図❷　46歳、女性、6̄の穿孔症例。メタルポストの除去時、根分岐部に穿孔が生じたと推察された

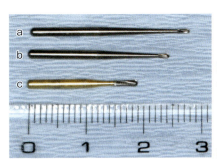

図❸　除去用カーバイドバー。a：サージカルバー 28mm #330、b：同、25mm #330（a、bともにマニー）。コア除去に適しているロングネックのバー、28mmがお勧め。c：クラウン除去などに使用する19mmのS.S.ホワイトカーバイドバーグレートホワイト GW2（茂久田商会）

症例2

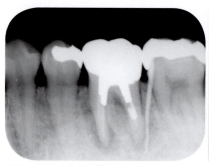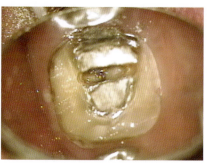

図❹　40歳、女性、|6のメタルコア除去。複根歯でメタルポストが近遠心根の両方に入っている場合は、コアを髄床底まで切断する必要がある。ただし、髄床底は切削しないように気をつける

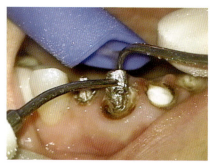

図❺　DVT。2方向から振動を加える

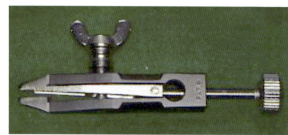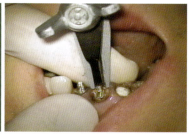

図❻　リトルジャイアント

除去は、短時間では除去が完了しにくいが、数十分も振動を加え続けることは控えたほうがよいだろう。また、動揺のある歯に適用しても、歯が揺れるだけでポストの除去はできないので、意味がない。

効率的にポストに振動を加える方法として、2方向から振動を加えるダブルバイブレーションテクニック（DVT）がある[2]。エアースケーラーと超音波装置など、2つの振動体をそれぞれ別の方向からコアに作用させてポスト自体に振動を加える方法である（図5）。直接ポストに振動が伝わるので、DVTであれば多少の動揺がある歯に対しても適用できる。それでも、歯根に加えるダメージを想像し、ポストに加える振動だけで除去を済ませようという発想は控えたほうがよいと思われる。

ポストを一塊として引き抜く方法（図1c）

鋳造体はポストとして根管に入っているので、それをそのまま引き抜くことができれば、根管壁に与える影響は少ないことが想像される。しかし、クラウンなどに比べ、ポスト表面のセメント界面の破壊は困難である。それを可能にする方法として、専用の器具を使用する方法と2本のドライバーを使用するダブルドライバーテクニック（DDT）がある[3]。

専用の器具としては、リトルジャイアント（図6）と兼松式合釘抜去鉗子（図7）が有名である。リトルジャイアントは、内側の爪でコアをかしめ、ネジで回していくことでそれを外側の爪で根面を押しながら引き上げる器具である。内側の爪でコアをかしめるときに確実に把持できるようにコアの形態を整

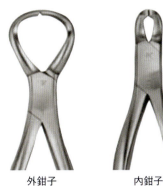
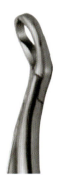

外鉗子　　　内鉗子　　　小臼歯
図❼　兼松式合釘抜去鉗子

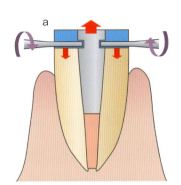
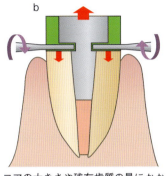
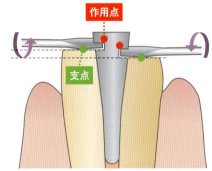

図❽　DDTでコアに形成するスリット。コアの大きさや残存歯質の量にかかわらずDDTは適用可能である。コアが歯質に入り込んでいる際には周囲の歯質を削除する。aの青の部分は削除する歯質。残根上コアの場合、bの緑の部分のメタルを削除する

図❾　DDTは理論の中心となる支点（緑）と作用点（赤）を理解することが重要である。支点は歯質に、作用点はコアのスリットの中になる。支点をコアの中に設けると、ポストだけをこじる力となってしまう

えたり、外側の爪で根面を押すときにしっかりと平らな面で行うなど、多少のコツが必要である。ただし、装置の形態とポストの撤去方向による制約があるため、前歯から小臼歯までしか適用できない。

一方、兼松式合釘抜去鉗子は、リトルジャイアントと同じように内側の爪でコアを把持して外側の爪をスライドさせるが、コアを把持した内側の爪を外側の鉗子が狭めることで、根面から引き上げる構造になっている。力加減が難しく感じられるが、うまく力を加えられると、瞬時に除去が可能である。

他方、DDTはクラウン除去などに使用するドライバーを2本使用し、根面を支点にして押しながらその反作用でポストを引き上げる方法である。決してポストをこじて引き抜くのが目的ではない。まず、ドライバーが入るスリットをコアに形成する。スリットは、前歯では近遠心側、臼歯では頰舌側の相対する面に形成する。ドライバーの先をコアのスリットの中に入れるが、支点となる歯質が必要なので、スリットの形成の仕方は、コアが歯質にはまりこんでいる場合と、残根状態のコアとでは異なる（図❽）。ドライバーの先は歯質を支点として回転させ、コアを作用点として押し上げるので、力はそれほど必要ではない（図❾）。したがって、ドライバーを持つのは指3本で十分であり、パームグリップでドライバーを把持すると、力加減がかえって難しくなる。相対する方向から歯根の根尖方向に力を加えることで、コアを歯軸に平行に押し上げることにより、ポストが浮いてくるというイメージでDDTは行うとよい（図10、11）。

しっかりと装着されているポストは、1回で除去できない場合もある。その場合は、DVTを行ってセメントラインを緩めておいてから、DDTを適用するなど、両法を併用する方法も有効である。それも数回繰り返し併用することで、歯質への影響を最小限にした除去が可能となる場合も多い。筆者はDDT単体あるいはDVTと併用で、約9割の症例に対応している。

症例3

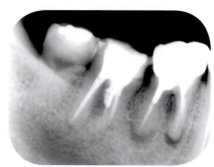

a：術前のデンタルX線写真

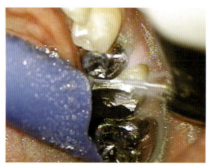

b：頰側のメタルコアを狙い、歯軸に垂直にスリットを形成する

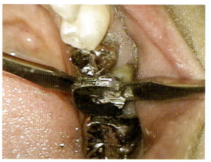

c：頰舌側からドライバーをあてがったところ

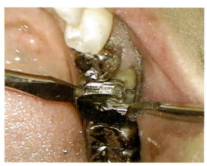

d：右側のドライバーを回転させた結果、コアが浮き上がってきた状態。ドライバーの角度に注目。45°程度回転させれば、セメントラインは崩壊する

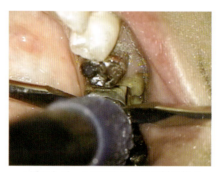

e：浮き上がったコアをそのまま引き抜く

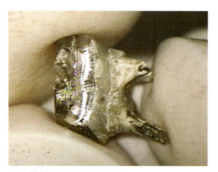

f：除去したメタルポスト

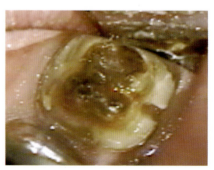

g：メタルポスト除去後の $\overline{6}$ 。歯根破折は認められない

図⑩ a〜g　40歳、女性、$\overline{6}$ のメタルポスト除去

　メタルポスト除去の偶発症としては、歯根破折や穿孔が最も憂慮される。歯に振動や力を加えるメタルポスト除去は、歯を壊されるのではないかと患者が受け取ったとしても仕方ない処置である。とくに、歯根破折はどの段階で生じているか不明なことが多い。したがって、除去を始める前に、患者に歯根破折の可能性を伝えておくことが重要である。そして、

症例4

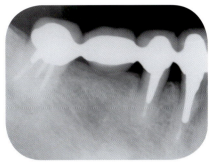

a：術前のデンタルX線写真。4̲の長いポストを確認できる

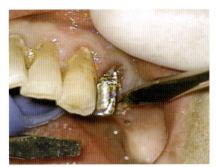

b：残根状態の小臼歯のメタルポストなので、ドライバーをかけるところが難しい

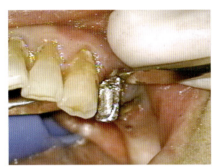

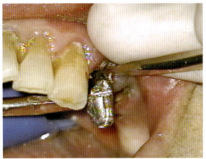

c、d：歯頸部にドライバーをかけるところを得られると、ポストは容易に外れてきた

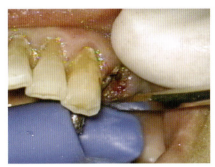

e：バキュームでポストを受ける準備をしておくことが重要である

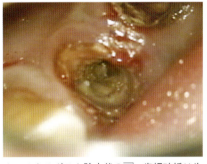

f：メタルポスト除去後の4̲。歯根破折は生じていなかった。ポストが長くて太いと外すことを躊躇する場合も多いが、残存歯質が薄いぶん、セメントの接着は弱まっており、案外すぐに外れてくることが多いと感じている

図⓫ a〜f　76歳、女性、4̲のメタルポスト除去

もしポストを除去した段階でクラックを見つけ、それが黒くなっていたら、以前より生じていた可能性が高い。クラックを撮影して患者に見せて、歯根破折に対して理解してもらうことが、医療不信を招かないために必要である。

支台築造は外れないように製作されているので、本来は除去が難しい。これが確実という方法はないが、いくつかの方法を理解して体得しておくことが、感染根管治療に必須であるといえよう。もちろん、各方法とも理論の理解と経験が必要であり、限界を感じたら無理をしないことが重要である。安心・安全なメタルポスト除去のために、本項がお役に立てば幸いである。

【参考文献】
1）木ノ本喜史：コア分割＆DDT＆DVTによるメタルポスト除去．ザ・クインテッセンス，36(8)：3-5, 2017.
2）木ノ本喜史：ダブルバイブレーションテクニック　2方向からの振動による効率的なポスト除去法．ザ・クインテッセンス，34(11)：3-5, 2015.
3）木ノ本喜史：メタルポスト除去のためのダブルドライバー・テクニック　歯質への侵襲を最小限に考えたポスト除去法．ザ・クインテッセンス，33(1)：158-171, 2014.

03 ファイバーポストレジンコア除去

福岡県・辻本デンタルオフィス　**辻本真規**

　平成28年1月より、「ジーシーファイバーポスト」（ジーシー）が新技術として保険適用され、はや2年が経過した。以前よりファイバーポストは自由診療において用いられてきたが、保険適用になったことにより、臨床の場で用いられる機会が増えてきたことと思う。また、残存壁数が3壁以上（厚さ1mm、高さ2mm以上）の場合は、支台築造用レジンのみでの支台築造も保険適用になり、象牙質への接着技術の向上や歯質の保存、金属価格の高騰とあいまって、支台築造用レジンを用いた支台築造は、今後さらに増えることと思われる。

　ファイバーポストレジンコアには、口腔内で直接築造を行う直接法と、印象採得を行い、歯科技工によってコアを作製する間接法がある。

　直接法の利点は、手順の増加による根管の汚染がないことや、歯質の削除を最小限にできること、そしてアンダーカットを利用できることであろう。

　一方、間接法の利点は、レジンの重合収縮の補正やファイバーの長さ、本数の調整をしやすいこと、接着操作後の支台歯形成が少なくて済むことであろう。適切に接着されたコアは、メタルやファイバーを問わず、除去に苦労することがある。本項では、ファイバーポストレジンコアの除去について考察する。

除去における問題点

　ファイバーポストレジンコア除去の問題として、ファイバーポストおよびレジンの色調が歯質と近似していることが挙げられ、最大の難点と考えられる。二次う蝕などから、古いコンポジットレジンを除去し、再充塡する機会は日常臨床で多くあることと思う。しかし、歯質と近似した色調のコンポジットレジンを完全に除去することは、思ったよりも難しい。まして、根管内ともなると暗い空間であり、肉眼での治療ですべてを除去するのは、困難だと思われる。しかし、現在はマイクロスコープや高倍率のルーペが普及してきたため、以前よりも除去は確実に行えるようになってきた。本項では臨床例を示し、ステップごとに使用する道具や方法などを考察していく。

症例

　患者は45歳、女性。他院より6⏌の破折ファイル除去依頼で来院した。

　前医にて1年前に治療を受け、補綴処置まで終了していたが、違和感が続いており、紹介元医院に来院した。近心根に破折ファイルを認めたため、長崎大学病院に紹介。大学病院来院3日前に根尖部腫脹を認めたため、紹介元医院で咬合調整、投薬が行われている。

　図1に術前のデンタルX線写真を示す。フルジルコニアクラウンが装着され、術前のデンタルX線所見より、ファイバーポストレジンコアが装着されていることが確認できた。また、近心根根尖に3～4mm程度の破折ファイルが認められ、破折ファイル上部の彎曲まで根管充塡されており、彎曲部でレッジの形成を認めた。

　遠心根は、ファイバーポストレジンコアと根管充塡材の間に死腔が認められた。根管充塡材は根尖付近まで充塡されており、近遠心根ともに根尖部にX線透過像が認められた。

症例

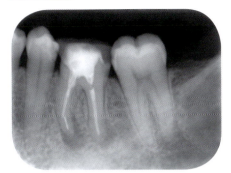

図❶　術前のデンタルX線写真。複数の問題が認められる

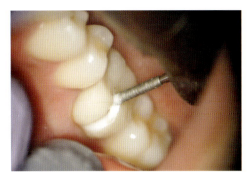

図❷　フルジルコニアクラウンの除去

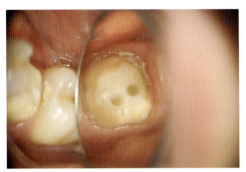

図❸　フルジルコニアクラウン除去後の状態。ファイバーポストを2本認める

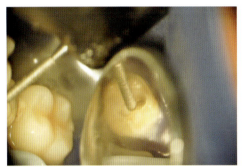

図❹　歯冠側ファイバーポストレジンコアの除去を行っている様子

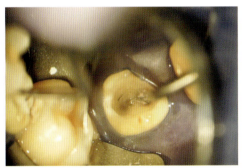

図❺　築造用レジンが薄くなったところで、超音波チップを当てる

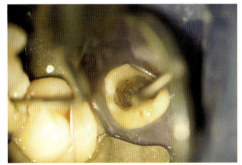

図❻　レジン面に超音波チップが当たると、チップ表面が削られて黒変する

　図2にフルジルコニアクラウン除去時の写真を、図3にフルジルコニアクラウン除去後の状態を示す。遠心は歯肉縁上歯質があるが、近心には認められない。3～7にラバーダム防湿を行い、歯冠側ファイバーポストレジンコアを除去した。図4に歯冠側ファイバーポストレジンコアの除去中の様子を示す。歯冠側のレジンは、歯質を削らないように除去していく。この際、レジン面にエアーをかけて乾燥させると、歯質とレジンの判別がつきやすくなる。築造用レジンがある程度薄くなったところで、歯質との判別がつきにくい場合、超音波チップをレジン面に当てる（図5）。レジンに超音波チップが当たると、チップ表面が削られて黒変する（図6）。この際、髄床底には当てないように注意する。髄床底にチップを当てると穿孔の危険があるため、根管口部に当てるようにする。注意深く歯冠側のレジンを除去し（図7）、超音波チップを用いて薄くなったレジンやファイバーポストを振動で除去していく（図8）。

　う蝕検知液［カリエスチェック（日本歯科薬品）］を用いて、感染歯質を識別する（図9）。う蝕を除去し、レジンの取り残しがないか、再度チェックを行う。図10に近心頬側、図11に舌側壁のレジンの

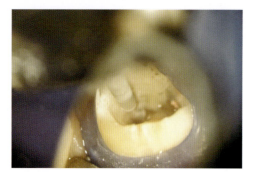
図❼　歯冠側の残存レジンを除去する

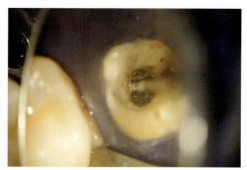
図❽　超音波チップで薄くなったレジンおよびファイバーポストを除去する

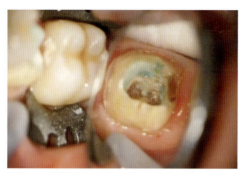
図❾　う蝕検知液を用いて感染歯質を識別する

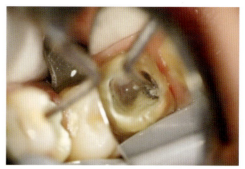
図❿　近心頬側にレジンの取り残しを認めた

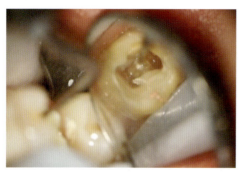
図⓫　舌側壁にもレジンの取り残しを認めた

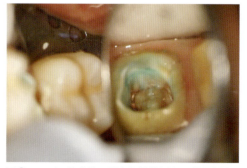
図⓬　レジン除去後、再度う蝕検知液で感染歯質を染色したところ、感染歯質を広範囲に認めた

取り残しを認めた。コンポジットレジンは歯質と近似した色調であるため、識別が困難な場合が多いので、注意を要する。

レジン除去後、再度う蝕検知液で感染歯質を染色したところ、感染歯質を広範囲に認めた（図12）。

感染歯質の除去とう蝕検知液による染色を繰り返し、染まらなくなったのを確認する。マイクロスコープや高拡大率のルーペを用いても、指標となるような色がなければ、感染歯質を適切に取り除くのは難しい。また、レジンを取り残していれば、その下に感染歯質が残存している可能性があり、それを見過ごしてしまうと、根管治療後、感染歯質が残ったまま補綴処置を終了してしまうことがあるため、こ

のステップでの入念なチェックが大切になる。

その後、通法に従い、ガッタパーチャポイントおよび近心根の破折ファイル除去を行った。破折ファイル除去後のデンタルX線写真を図13に示す。

根管拡大・形成を終了し、根管充塡を行った（図14）。腫脹や疼痛などの問題がないため、紹介元医院に逆紹介を行った。半年後、予後確認のために来院してもらい、臨床症状などがないことを確認した。予後確認のためのデンタルX線写真を図15に示す。根尖部透過像は初診時に比べて縮小しており、治癒傾向を示していた。

最後に、ファイバーポストレジンコア除去に使用

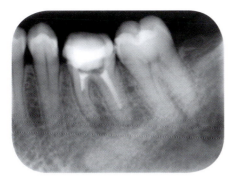

図⓭ 破折ファイル除去後のデンタルX線写真。破折ファイルは除去されている

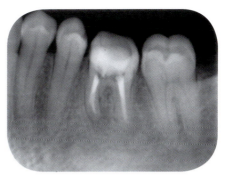

図⓮ 根管充塡後のデンタルX線写真。レッジの先まで根管充塡されている

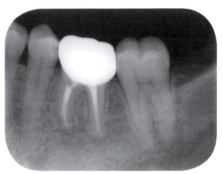

図⓯ 逆紹介後半年のデンタルX線写真。根尖部X線透過像は縮小している。補綴は紹介元医院による

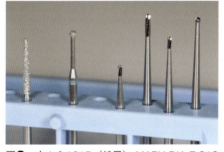

図⓰ 左から101R（松風）、MARY DIA F-012 XL（日向和田精密製作所）、M330P（マニー）、SURGICAL BURS#1557、#330、#2（マニー）

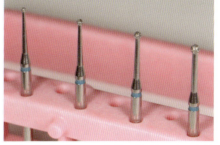

図⓱ 必要に応じて、先端の径が細いものを使用する。左から MARY DIA F006、008、010、012XL（日向和田精密製作所）

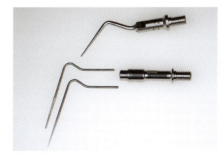

図⓲ 超音波チップは必要に応じて3種類使用する。上：ソルフィー用チップE1（モリタ）、下：EH3（モリタ）にダイヤチップ（マニー）、エンドチップ（マニー）を付けて使用する

する道具を、**図16〜18**に示す。ファイバーポストレジンコア除去は、歯質と色調が近似しているため、取り残しや穿孔などのリスクがある。これを回避するには、拡大視野下での除去が必須であると考える。

また、超音波チップやエアブローによる歯質とレジンの判定は重要である。本項が、これから増えると考えられるファイバーポストレジンコア除去の一助となれば幸いである。

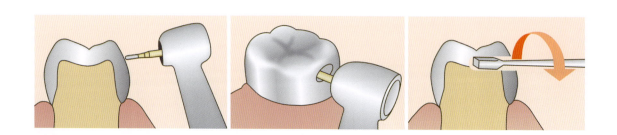

MUST OF RETREATMENT

3章

根管形成

01 隔壁形成
西田太郎　五十嵐 勝

02 ガッタパーチャの除去
辻本恭久

03 器械を併用した根管洗浄
和達礼子

04 手用ファイルを用いた根管形成の理論と実践
高橋慶壮

3章 根管形成

隔壁形成

日本歯科大学生命歯学部　歯科保存学講座　**西田太郎　五十嵐 勝**

罹患歯質の徹底除去

　再根管治療(リトリートメント)は、過去に根管処置が施されている無髄歯が対象となる。無髄歯では、二次う蝕が深在性に進行していても歯痛が起きないため、治療を開始して初めて歯質の崩壊に気づく症例が多い。リトリートメントを行う歯においても、感染歯質の徹底除去は、イニシャルトリートメント時と同様に重要であり、取り残しは許されない。軟化象牙質の残存があるとマイクロリーケージが生じ、窩洞辺縁から唾液が侵入して根管内を汚染するため、無菌的処置を施すことができない。また、髄室窩洞や根管壁の感染歯質を根尖孔外に押し込む危険性もあり、フレアアップの原因となることもある。したがって、最初にう蝕罹患歯質を徹底的に除去してから、リトリートメントを開始しなければならない。

隔壁形成の必要性

　う蝕の好発部位は、有髄・無髄に関係なく同様である。リトリートメントの対象となる歯では、前述のように隣接面や根面う蝕で歯肉縁下に及んでいることが多く、感染歯質を除去すると残存歯質が少なくなり、ラバーダム防湿を施せない状態になる。また、全部被覆冠などを除去した後では、支台歯にテーパーが付与されているため、ラバーダムクランプを保持できるアンダーカットがなく、ラバーダムクランプの把持部が機能せず、装着が困難となりやすい。たとえラバーダム防湿を行ったとしても、ラバーシートと歯質の間に隙間があり、薬液の漏洩や唾液の根管内侵入が生じてしまうため、その対応が必要となる[1]。

　根管治療で使用する根管洗浄剤の次亜塩素酸ナトリウムは、消毒や脱臭、漂白などの有用性は高いが、強アルカリ性で有機質溶解性と組織刺激性を有する。漏洩すると、口腔粘膜や皮膚に化学的損傷を起こすこととなる。そこで、実質欠損の大きな歯では、歯冠の補強の目的に加え、実質欠損部を補う隔壁形成が必要となる[2]。

隔壁の種類と使用方法

1．コンポジットレジン
1）フロアブルコンポジットレジン

　エナメル質面にエッチング、象牙質面にプライミングなどの処理を施し、ボンディング材を歯面に塗布して光照射を行う（**図1**）。その後、シリンジタイプのフロアブルレジンやオートミックスタイプのデュアルキュアコンポジットレジンを使用し、歯冠形態を付与する（**図2**）。使用するコンポジットレジンは流動性の低いローフロータイプのフロアブルコンポジットレジンが使いやすい。根管内に流れ込まないように、あらかじめ根管口部をストッピングやワセリンを塗布した爪楊枝などでブロックアウトし、コンポジットレジンを築盛する方法がある。最近、象牙質面とは異なる色調のコア用のデュアルキュアコンポジットレジンなども発売されており、歯質との境界が明瞭のため、支台歯形成時にマージンを歯質に設定するのに有用である(**図3**)。ローフロー材料での築盛は複数回に分けて行い、積層して形態を付与する。築盛ごとに光照射することでコンタクトの回復も容易にできる。

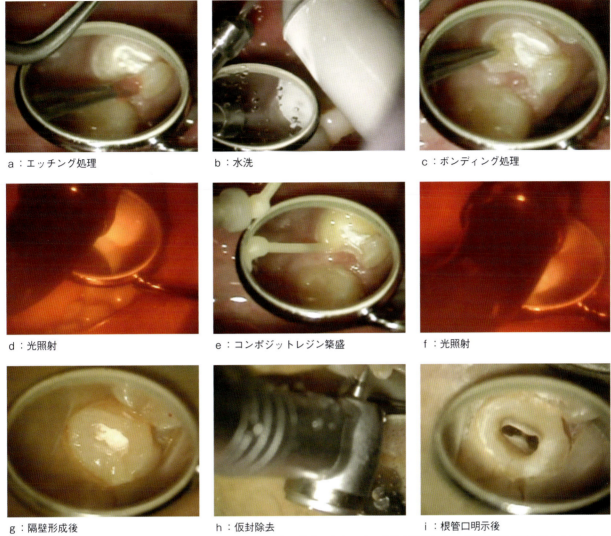

a：エッチング処理　　b：水洗　　c：ボンディング処理
d：光照射　　e：コンポジットレジン築盛　　f：光照射
g：隔壁形成後　　h：仮封除去　　i：根管口明示後

図❶ a〜j　接着性レジンコア材による隔壁形成手順。4/5冠を除去したところ、う蝕の進行によって隣接面の歯質が失われていた。実体顕微鏡下でう蝕の徹底的除去を行い、フロアブルコンポジットレジンにより隔壁形成を行って、通常のリトリートメントを行った

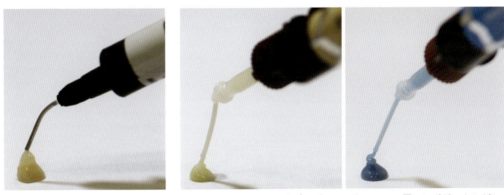

a：歯冠色のローフロータイプ　　b：オートミックスタイプのデュアルキュアコア用コンポジットレジン

図❷ a、b　フロアブルコンポジットレジン

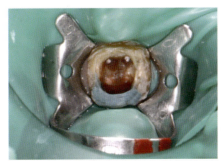

図❸　青色のコア用コンポジットレジン応用例。下顎臼歯に使用したことで、歯質とレジンのマージンを判別することが容易である

症例1

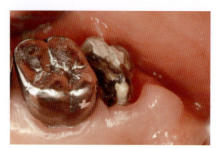
図❹　クラウン除去直後の歯肉縁下う蝕歯。近心から遠心にかけて実質欠損があり、歯肉縁下にまで及んでいる

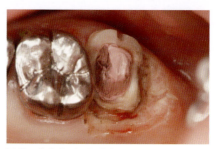
図❺　歯肉整形と軟化象牙質除去。浸潤麻酔後、電気メスで歯肉切除を行って整形した。髄床底をストッピングでブロックアウトした

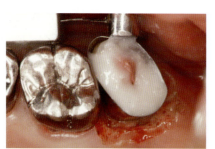
図❻　コンポジットレジン充塡。タッフルマイヤータイプのマトリックスバンドリテーナーを用い、歯冠を形成した

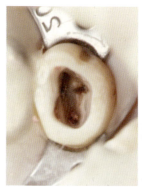
図❼　隔壁後の髄室開拡所見。旧根管充塡材が3根管に見られ、ラバーダムクランプが患歯に適合している

2）ペーストタイプのコンポジットレジン

　前歯などで歯冠崩壊が大きい場合、歯の形態をしたプラスチックシェルにペーストタイプのコンポジットレジンペーストを充塡して歯冠を複製すると、審美性の回復も同時に行うことができる。

2．帯環バンドや金属冠

1）矯正用バンド

　歯質の崩壊が激しく、歯質が菲薄で脆弱となり破折の危険がある場合、矯正用バンドを装着し、内部にコンポジットレジンやセメント類を塡塞する方法がある[2]。

2）除去した金属冠

　リトリートメントのために除去した金属冠を使用し、金属冠の咬合面をくり抜いて即時重合レジンで患歯に適合させ、隔壁として使用することもできる。

3．歯質接着性セメント

　審美性を問われない部位の歯では、裏層用グラスアイオノマーセメントやカルボキシレートセメントをコンポジットレジンのシリンジに塡塞し、歯冠部窩洞内に流し込んで硬化させる方法がある。

臨床症例

1．7̄クラウン内の歯肉縁下う蝕症例（図4〜7）

　金属冠の口蓋側に不適合があり、リトリートメントが必要となった。

　補綴物を除去したところ、頰側に歯質は残存していたが、近心隣接面から舌側を含んで遠心隣接面まで、う蝕が進んでいた。う蝕が歯肉縁下に及んでいたため、浸潤麻酔を施し、電気メスで歯肉切除を行った。軟化象牙質を除去し、根管内に隔壁材料が流れ込まないよう、髄室内をテンポラリーストッピングで充塡した。タッフルマイヤータイプのマトリックスバンドリテーナーを使用し、健全歯質の周囲にマトリックスバンドをセットした。象牙質面に接着処理を行った後、コア用コンポジットレジンをノズル付きシリンジで塡入し、隔壁を形成した。その後、ラバーダム防湿を行い、咬合面から髄室開拡して通法のリトリートメントを開始した。

2．|4̄残根症例（図8〜15）

　|4̄の頰側歯肉にサイナストラクトを認めたため、リトリートメントを行うこととした。補綴物を除去したところ、歯冠部歯質は失われており、ラバーダムクランプを保持できなかった。フロアブルコンポジットレジンにより一層ずつ隔壁を形成したことにより、ラバーダムクランプを維持できるようになった。また、隔壁形成後に暫間被覆冠を装着したため、暫間被覆冠の維持に隔壁を利用することができた。根管内に維持を求めたときと比較し、暫間被覆冠脱

症例2

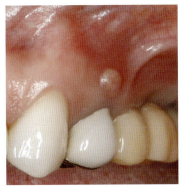

図❽ 4⏌の頰側歯肉のサイナストラクト。頰側に肉芽様瘻孔がみられる

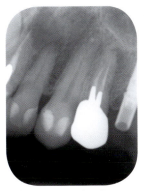

図❾ 術前のX線写真。メタルコアと補綴物が装着されており、慢性根尖性歯周炎と診断。感染根管治療の適応

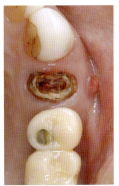

図❿ 補綴物除去直後の口腔内写真。残根状を呈し、ラバーダムクランプの装着は難しい

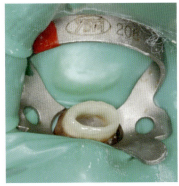

図⓫ 隔壁形成後のラバーダム装着。患歯にラバーダムクランプが装着され、制腐的環境が整えられた

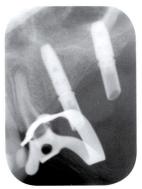

図⓬ ラバー装着時のX線写真。患歯の菲薄な歯質にラバーダムクランプが装着されている

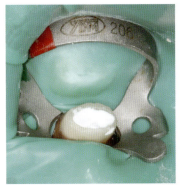

図⓭ 仮封後の口腔内所見。治療歯は仮封セメントで一時仮封を施した

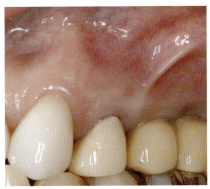

図⓮ 暫間被覆冠の装着。隔壁の上部に暫間被覆冠の装着を行い、治療を行った

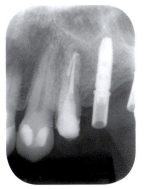

図⓯ 根管充塡直後のX線写真。根尖病変の縮小を認め、予後良好である

離による根管内の汚染リスクを減じることができ、良好に経過した。

リトリートメントでは実質欠損が著しいため、多くの症例で隔壁形成が必要である。隔壁の形成は、前処置が一つ増えることになるが、その後の根管治療が明るく広い視野のもとで行え、制腐的環境を保ち、安心して治療を施せる。そのため、術者のストレスも減り、よい経過も期待できる。

歯の保存が困難と思われる残根歯でも、歯根が健全であれば、術者の意思で歯の保存が可能である。現在、隔壁に適した材料が増えており、ぜひ活用し、歯の保存率を高めてもらいたい。

【参考文献】
1）山口博康, 向後生郎, 岩瀬弘和, 藤林久仁子, 湯浅茂平, 中島崇太郎, 高水正明, 新井 高：感染根管治療においてレジン隔壁を作成した症例の実態調査. 日歯保存誌, 52：248-254, 2009.
2）砂田今男, 長田 保：最新歯内治療アトラス. 医歯薬出版, 東京, 1989：26-28.

3章 根管形成

02 ガッタパーチャの除去

日本大学松戸歯学部　歯内療法学講座　**辻本恭久**

　通常の根管治療ではガッタパーチャポイント、あるいはガッタパーチャ（GP）を加熱軟化したものが、根管充填に使用されている。再根管治療（リトリートメント）を行う場合にGPを効率よく確実に除去しなければ、治療に時間がかかるばかりでなく、治癒が望めないことになる。

　これまでの研究報告[1]であきらかにされているように、根尖病変が認められる歯の根尖部に残留するGPの表面には、バイオフィルムが存在する。また、X線写真に残留GPが不透過像として鮮明に映らないことがあるため、GPを完全除去できないまま再根管充填を行っても根尖病変が消失しないのは当然であり、リトリートメントを困難にしている一因ともいえる。本項では、症例提示を交えてGP除去の解説を行う。

症例1

　現在のように、マイクロスコープや超音波器具が発達していなかった時代には、症例1に示すような方法でリトリートメントを行っていた。図1には患者の口腔内写真、図2にはデンタルX線写真を示す。

　患者は23歳の女性。2|根尖相当部歯肉の腫脹がある。メタルボンドクラウン（MBCr）を装着して半年しか経過していないので、抜歯はしたくないとのことで来院した。MBCrは2+2の4本が連結されていた。

　患者に根尖切除術の説明をしたが、拒否された。MBCrを除去しての根管治療を提案したが、それも拒否された。最終的には、舌側から切削してメタルコアを除去し、リトリートメントを行うことになった。

　ラバーダム防湿下で舌側から切削してメタルコアを除去し、#40H ファイルをGPに食い込ませながら除去した（図3）。細いHファイルを使用するとファイル自体の破折を引き起こすことがあるので、#30以上の番手を使用するとよい。図4に|2|、図5に|2のそれぞれの術前（左）と根管充填後19ヵ月（右）のデンタルX線写真を示す。それぞれの根尖病変と思われるX線透過像の縮小化が観察できる。本症例では、GP除去とリトリートメントがうまくいったため、経過良好になったと思われる。

症例2

　現在、歯内療法は図6に示すように、マイクロスコープ下での治療が主流になってきている。マイクロスコープを使用することで、いままで肉眼では見えなかった根管が明るい照明のもとで拡大され、治療できる。さらに、その記録を備え付けのカメラで録画できる。本症例中の口腔内写真は、マイクロスコープに装備したカメラにより撮影された録画像から抜粋した静止画である。

　患者は69歳の女性。日本大学松戸歯学部付属病院口腔外科に、開業医から|2の根尖切除依頼で紹介された患者である。オペはしたくないとの患者の希望で、口腔外科から治療依頼を受けた。

　図7にパノラマX線写真、図8に口腔内マイクロスコープ画像とデンタルX線写真を示す。2|根尖相当部には瘻孔があり、押すと出血した。また、同部の根尖周囲には透過像が認められ、根尖病変が疑われた。さらに、メタルコアと思われる不透過像も認められた。

症例1

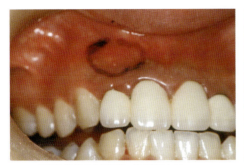
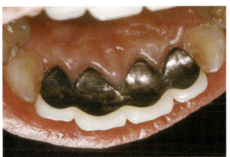

a：2̲|唇側部根尖相当部に腫脹部あり　　b：口蓋側ミラー像。MBCrが連結されていた
図❶ a、b　23歳、女性。初診時の口腔内写真

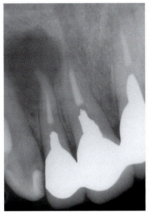
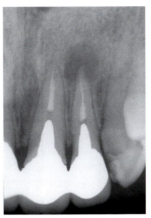
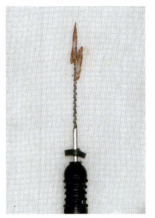

a：2̲|根尖部に透過像を認める　b：|2̲根尖部に透過像を認める　図❸　#40Hファイルを使用して、GPを除去
図❷ a、b　初診時のデンタルX線写真

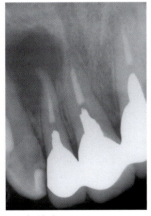
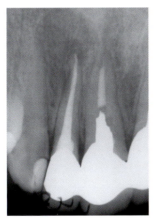
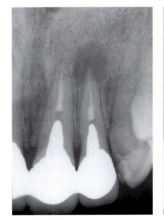
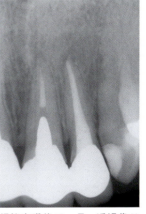

a：初診時　　b：根管充塡後19ヵ月。透過像はほぼ消失　　　　a：初診時　　根管充塡後19ヵ月。透過像はほぼ消失
図❹　2̲|根尖部のデンタルX線写真　　　　　　　　　　　図❺　|2̲根尖部のデンタルX線写真

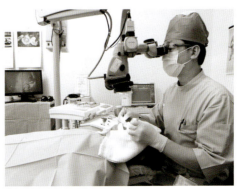

図❻　マイクロスコープを用いての診療風景

症例2

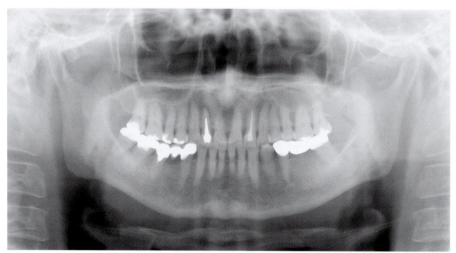

図❼ 69歳、女性。初診時のパノラマX線写真

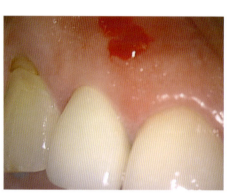

図❽a 初診時の口腔内マイクロスコープ画像。瘻孔から出血を認めた

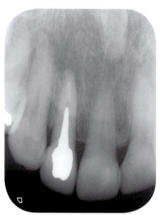

図❽b 初診時のデンタルX線写真。長いメタルコアと思われる不透過像と根尖部透過像を認めた

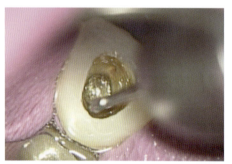

図❾a サージカルバーにてメタルコアを切削

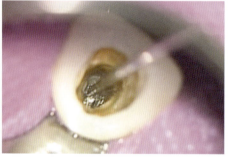

図❾b 超音波ダイヤファイルでメタルコア除去

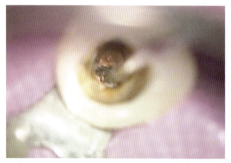

図❾c 超音波エンドファイルでGPを除去

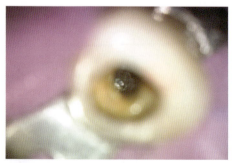

図❾d GP除去後の根尖孔確認

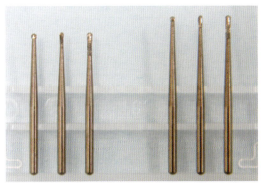

図❿　サージカルバー（マニー）。左から25mmの#2ラウンドバー、#330バー、#1557バー、28mmの#2ラウンドバー、#330バー、#1557バー

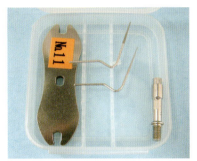

図⓫a　取り付け器具一式。上：超音波用ダイヤファイル、下：超音波用エンドファイル（マニー）

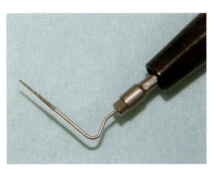

図⓫b　超音波発生器ヘッドへの装着時

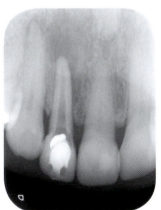
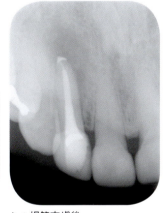

a：メタルコアおよびGP除去後　　b：根管充填後
図⓬　2̲のデンタルX線写真

　図9にラバーダム防湿下でのメタルコア除去、超音波用チップを使用してのGP除去時のマイクロスコープ画像を示す。図9aは、図10のサージカルバー（マニー）を使用してメタルコアを除去しているマイクロスコープ画像である。サージカルバーは25mm、28mmがあり、それぞれ左から#2ラウンドバー、#330バー、#1557バーである。使用に際しては、増速コントラ（アレグラコントラ WE-99 LEDG、白水貿易）を用いている。

　また、図9b、cでは、図11の超音波用ダイヤファイルとエンドファイル（マニー）を使用している。メタル部分の残留をダイヤファイルで除去し、GPはエンドファイルで除去している。使用に際しては、非注水で10秒ほど行った後、発熱防止と洗浄を兼ねて注水下で行うとよい。

　図9dにGP除去後の根尖孔を確認しているマイクロスコープ画像を、図12に本症例のメタルコア除去ならびにGP除去後と根管充填後のデンタルX

症例3

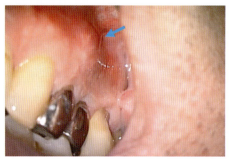

図⓭a 51歳、男性。初診時の口腔内マイクロスコープ画像。|4根尖部に腫脹（矢印）を認めた

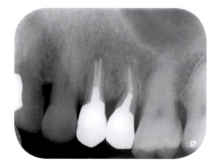

図⓭b 初診時のデンタルX線写真。|4根尖部にわずかな透過像を確認できる

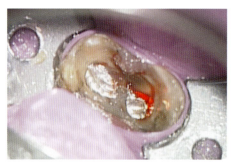

図⓮a 根管内メタルコア

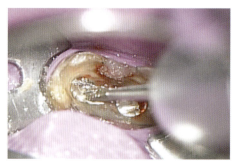

図⓮b サージカルバーにてメタルコアを切削

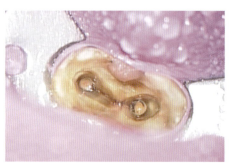

図⓮c メタルコア除去後の根管内

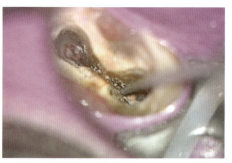

図⓮d 超音波エンドファイルでGP除去

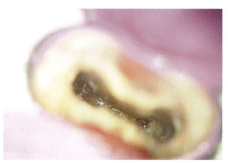

図⓯a GP除去後のイスムス部

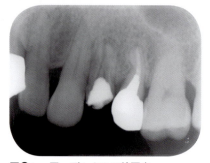

図⓯b 同、デンタルX線写真

線写真を示す。根管充填はダイヤガン（モリタ）を使用したインジェクション法で行った。

症例3：上顎小臼歯の複根管におけるGP除去

患者は51歳の男性。|4の根管治療後、補綴物をセットしたが、予後不良のためにリトリートメントを依頼された。

図13に、初診時の口腔内マイクロスコープ画像とデンタルX線写真を示す。患歯根尖相当部の歯肉は腫脹していたが、無瘻性である。図14にメタルクラウンを除去し、ラバーダム防湿下で、前述のサージカルバーを使用してメタルコアを取り除き、超

音波用エンドファイルを用いてのGP除去をマイクロスコープ画像で示す。本症例は根尖部にイスムスが存在しているため、マイクロスコープ下で慎重にステンレススチール製超音波用エンドファイルで、イスムス部分のGPならびに汚物を除去した。除去後の根管内のマイクロスコープ画像とデンタルX線写真を図15に示す。

症例4：下顎の樋状根管のGP除去

患者は34歳の女性。「7の根管治療後の疼痛が消失しないため、転院先の歯科医師から治療依頼を受けた。

図16に初診時の根尖1/3までのGPを除去したマイクロスコープ画像とデンタルX線写真を示す。デンタルX線写真から根尖孔外にGPの突出がうかがえる。C型樋状根管の場合は根管口部が広く、マイクロスコープ下では根管全体を把握しながら治療が可能になる場合がある。本症例はまさしくそれに当てはまるが、GPを除去するためにさまざまな器具を使用した。

図17は、OKマイクロエキスカ（サンデンタル）を使用しているマイクロスコープ画像である。サイズや長さ、先端の角度など種類が豊富でGP除去に有効であるが、使いこなすには慣れも必要である。

図18は、エンドホルダー（マニー）にHファイルを使用しているマイクロスコープ画像である。先に付けて使用するファイルには、FファイルやKファイル、Hファイルの他、ダイヤモンド付きのものやスプレッダータイプのものなどがあり、サイズも豊富に揃っている。GP除去だけではなく、根管拡大にも使用できる。

図19は、GPリムーバースピアー（モリタ）を使用しているマイクロスコープ画像である。先端は銛状になっていてGPを掻き上げて除去することができる。シングルとダブルの銛状のものがある。

図20には、GP除去後の破壊されて大きくなっている根尖孔を確認しているマイクロスコープ画像とデンタルX線写真を示す。本症例では根管貼薬に水酸化カルシウムを使用し、破壊された根尖口部が石灰化するのを待ってからダイヤガンを使用して根管充填をインジェクション法で行った（図21）。

症例5：⌊1のGP除去

患者は41歳の女性。本学付属病院補綴医からの根管治療依頼症例である。図22に⌊1の歯質切削中の口腔内マイクロスコープ画像と術前のデンタルX線写真を示す。患歯の根尖部に透過像が認められたが症状はなく、リトリートメントを行った。

図23は、ラバーダム防湿下でMANI GPR（マニー）を使用し、GPを除去しているマイクロスコープ画像である。MANI GPRは、GPを除去するために考えられたステンレススチールとNi-Tiでできたファイルで、ロータリーエンジンを使用する。＃70、50はステンレススチール製ファイルで、根管中央部あたりまでの除去に用いる。＃40、30はNi-Ti製ファイルで、根尖1〜2mm手前までの除去に用いる（図24）。1,000±500min^{-1}でエンジンを用いて使用できるが、これですべて除去できるわけではない。短時間で大まかに取れるので、診療時間を短縮できる。細部は、前述のOKマイクロエキスカやGPリムーバースピアー、エンドホルダーとHファイル、超音波用ファイルなどで除去しなければならない。

図25は、GP除去後、超音波用ステンレススチール製エンドファイルを使用して最終除去を終了し、根尖孔を確認しているマイクロスコープ画像である。図26は、GP除去後と根管充填後のデンタルX線写真を示す。

以上、GP除去にはさまざまな器具を使用しているが、正確に行うためには、マイクロスコープ下で行うことが最良の方法である。

【参考文献】

1) Noiri Y, Ehara A, Kawahara T, Takemura N, Ebis S: Participation of bacterial biofilms in refractory and chronic periapical periodontitis. J Endod, 28: 679-683, 2002.

症例4

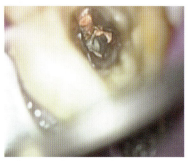
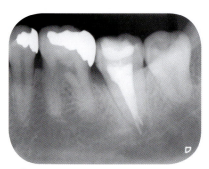

図⑯a　34歳、女性。初診時のマイクロスコープ画像。7根尖部にGPが残存

図⑯b　初診時のデンタルX線写真

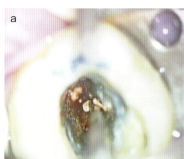
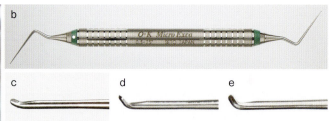

図⑰　a：OKマイクロエキスカ（b）を使用してGP除去。c～e：先端部の各種形態。c；25°、d；45°、e；80°（いずれもサンデンタル）

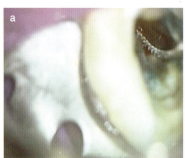
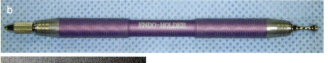
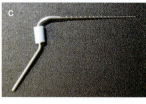

図⑱　a：マイクロファイル Type-H（c）を使用してGP除去。b：エンドホルダー、c：マイクロファイル Type-H（いずれもマニー）

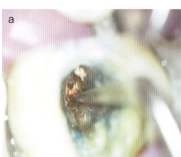
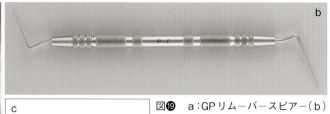

図⑲　a：GPリムーバースピアー（b）を使用してGP除去。c：GPリムーバースピアーの先の銛状シングルタイプ（モリタ）

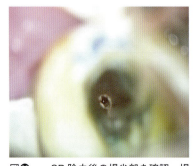
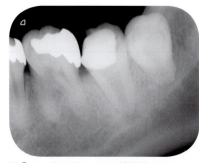
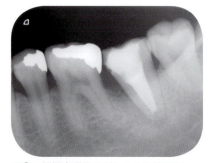

図⑳a　GP除去後の根尖部を確認。根尖孔が破壊されている

図⑳b　同、デンタルX線写真

図㉑　根管充塡後のデンタルX線写真

症例5

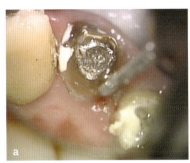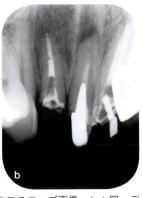

図❷ 41歳、女性。a：初診時のマイクロスコープ画像。b：同、デンタルX線写真。|1 根尖部に透過像が認められる

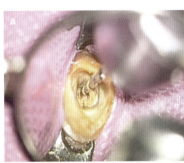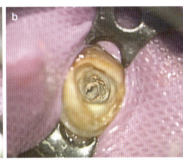

図❷ a：MANI GPR（マニー）にてGP除去中のマイクロスコープ画像。b：MANI GPR使用後の根管内

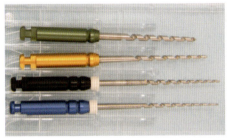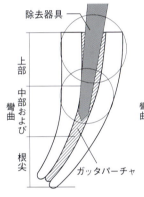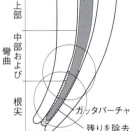

図❷ a　MANI GPR。上から、1S（#70）、2S（#50）、3N（#40）、4N（#30）

図❷ b　使用説明図。左：1S、2Sを使用して根管中央部までGPを除去。右：3N、4Nを使用して根尖手前1〜2mmまでのGPを除去

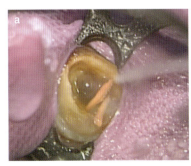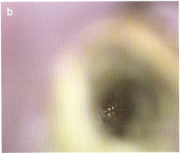

図❷ a：GP除去後、超音波用ステンレススチール製のエンドファイルにて最終除去中のマイクロスコープ画像。b：GP除去後の|1 根尖部を確認

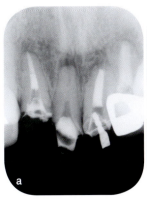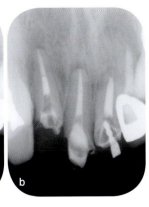

図❷ a：GP除去後のデンタルX線写真。b：根管充塡後のデンタルX線写真

03 器械を併用した根管洗浄

東京都・マンダリンデンタルオフィス　和達礼子

再根管治療と根管洗浄

再根管治療（リトリートメント）では、すでに根管形成がなされており、根管壁が菲薄化していることが多い。そのため、新たな切削が躊躇される。また、初回の根管治療が奏効せずリトリートメントに至る症例は、イスムスや樋状根、側枝などの清掃器具の到達が不可能な解剖学的な困難性を有することが多い。そこで、根管洗浄の効果が期待される。

本項では、根管洗浄の効果を高める手段について、臨床で採用しやすいものを中心に述べたい。

Positive pressure irrigation（PPI）

一般的に行われている根管洗浄法は、シリンジを用いた方法である。これは、能動的（Passive）に手指で圧をかけて根管内に洗浄剤を注入することから、Positive pressure irrigation（PPI）と呼ばれる（図1）。

PPIでは、ある程度根管が広くないと、洗浄液が根尖まで到達しない。根管モデルによる実験では、.04テーパーであれば根尖部の液の交換には40号以上の径が必要であることが示されている[1]。また、ヒトの in vivo 研究においても、次亜塩素酸ナトリウム水溶液の消毒作用や有機質溶解作用が十分に発揮されるためには、.06テーパーであれば40号以上の拡大が必要であることが示されている[2]。しかしながら、歯質削除量を必要最小限にして、穿孔や後の歯根破折を回避することもまた重要な命題である。そこで、どのような根管であっても、隅々まで根管洗浄剤を還流させる方法が求められる。

Vaper Lock 効果

シリンジによる根管洗浄の際に実体顕微鏡で観察すると、根管口部に気泡が留まっていることがよくある（図2）。洗浄針を出し入れしても探針でつついても、しゃぼん玉のように割れることもなくいつまでも存在している。こうした気泡は、根管口部に限らず根管内に居座わり、根尖部や側枝への根管洗浄剤の到達を阻む。このような、気泡による液体の流れを阻害する作用を、Vaper lock 効果と呼ぶ（図3）。

Agitation（攪拌）、Activation（活性化）

広くない根管内に洗浄液を還流させる、Vaper lock 効果を解消するためには、液を動かせばよい。何らかの方法で液を動かすことを、Agitation（攪拌）、あるいは Activation、（活性化）と呼ぶ。これにより、根管内に洗浄剤が行きわたり、洗浄効果が高まる。Agitation および Activation の方法により、各種根管洗浄法を分類した表を示す（表1）[3]。大きく分

図❶　Positive pressure irrigation（PPI）。一般的に行われている根管洗浄法は、シリンジを用いた方法である。これは、手指で陽圧（Positive）をかけて根管内に洗浄剤を注入することから、Positive pressure irrigation と呼ばれる

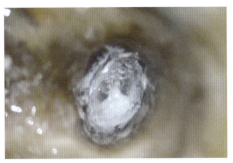

図❷ 根管口部の気泡。6口蓋根に貼薬した水酸化カルシウムを、根管洗浄により除去を試みているところ。根管口部に気泡が存在している

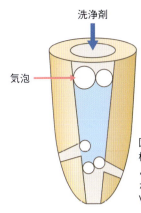

図❸ Vapor Lock 効果。根管内に存在する気泡により、根管洗浄剤の流れが妨げられる。これをVaper lock 効果と呼ぶ

表❶ 根管洗浄剤を攪拌する方法。根管洗浄剤を攪拌（Agitation）、活性化（Activation）する方法の分類および製品（参考文献[3]）より引用改変）

根管洗浄剤を攪拌、振動する方法			製 品
手用	シリンジ + 洗浄針／カニューレ		フラットニードル、サイドベントニードル
	ブラシ		Endobrush、NaviTip FX
	マニュアルダイナミックアジテーション		ガッタパーチャポイントを挿入し、手で上下する
補助機器	ロータリーブラシ		Ruddle brush、CanalBrush
	回転器具を用いた持続的な洗浄		Quantec-E
	音波		Rispisonic file、EndoActivator
	超音波	持続的	Nusstien's holding device
		間欠的	Ultrasonic file、Smooth wire
	Pressure alteration device		EndVac、Rins

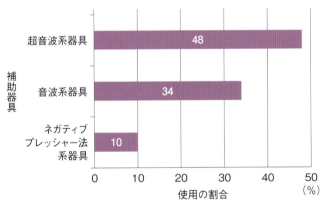

図❹ 米国歯内療法専門医における根管洗浄時の補助器具の使用状況。米国の歯内療法専門医を対象としたアンケート調査では、補助器具を用いている割合が高いことが示されている（参考文献[4]）より引用改変）

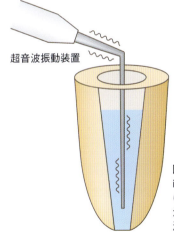

図❺ Passive ultrasonic irrigation（PUI）。根管内に洗浄剤を満たし、超音波振動装置を作用させて液を攪拌、振動させる

けて、手で行うものと、器具を用いて行うものとの2種類に分けられる。米国の歯内療法専門医を対象としたアンケート調査では、根管洗浄時には何らかの補助器具を使用していることが示されている（図4）[4]）。

Passive ultrasonic irrigation（PUI）

最も使用頻度が高い補助器具は、超音波振動装置である。超音波振動装置を併用した根管洗浄法は、Passive ultrasonic irrigation（PUI）と呼ばれる（図5）。この名称は、誤ったネーミングによるものであり、PUIに消極的（Passive）な要素があるわけではない。超音波振動装置は、1980年代に根管形成に利用されるようになったが、切削量のコントロールが難しいことから次第に下火になった。1990年代には根管洗浄に応用されるようになり、以前の積極

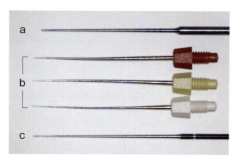

図❻ 根管洗浄用の超音波チップ。a：エンドウルトラ（Vista Dental、モリムラ）、b：ソニフレックス エンドクリーンニードル（ソニフレックス、カボデンタルシステムズジャパン）、c：ピエゾン エンドシステム ESI ファイル（松風）。いずれも刃がついておらず、細くしなやかである

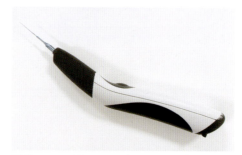

図❼ エンドウルトラ（Vista Dental）。超音波洗浄に特化した機器。コードレスで扱いやすい

的（Positive）に根管壁を切削する利用法と対比し、根管壁を切削しない利用法ということで、Passive の語が用いられるようになったのである。

　超音波の洗浄効果は、キャビテーション効果とアコースティックストリーミングの2種類の作用によりもたらされる。キャビテーション効果は、超音波振動により生じた液体中の真空の気泡（キャビテーション）が破裂し生じた衝撃波によるものである。一方、アコースティックストリーミングは、超音波洗浄する器具の周囲にできる液体中の強烈な小さい渦巻のことである。根管洗浄に用いる出力で発揮されるのは、主としてアコースティックストリーミングであるとされている。根管洗浄における超音波振動装置の有効性は、多くの論文により報告されている[5]。

　PUI は、根管洗浄に適したチップを装着することで、比較的安価に明日からの臨床に取り入れることができる。従来からある超音波振動根管形成用のファイルは細い号数からあり、根尖までの到達がよいので、根管洗浄用としても効果的である。しかし、刃が付与されているために根管壁を切削する能力を有し、根管壁に食い込まない細い号数で低出力で使用する。一方、根管洗浄専用の超音波チップは刃がついていないが、どれほど細くしなやかな器具であっても、すべての根管は大なり小なり彎曲していることから、彎曲部では接触した壁が切削される可能性があることは忘れてはならない（図❻）。

　超音波洗浄に特化した機器としては、エンドウルトラ（Vista Dental）がある（図❼）。コードレスでハンディ、かつ一定の振動が生じる。

　いずれの器具も根管洗浄剤が飛散する可能性があるため、ラバーダム装着は必須で、目や皮膚、衣服の保護には気をつける（図❽）。

Negative pressure irrigation（NPI）

　Negative pressure irrigation（NPI）は、従来の「いかにして根管内の奥まで洗浄液を注入するか」という考え方とは真逆の、吸引力を利用した独創的な洗浄方法である（図❾）。具体的には、液を注入するニードル（洗浄針）を根管口部に留め、液を吸引するニードル（吸引針）は根尖近くまで挿入する。これにより、洗浄液は吸引針に引かれて根尖まで届き、根尖孔から溢出することなく根管内を還流する。NPI の代表的な製品としては、EndoVac™（Kerr）がある[6]。さらに、Endovac Pure™（Kerr）では洗浄針と吸引針が一体化し、ワンハンドで把持できるようになっている（図❿）。

　Fukumoto は、NPI と同じ原理を EndoVac よりも1年早く、Intracanal aspiration technique（IAT、根管内吸引法）と称し、発表している（図⓫、⓬）[7]。この方法は、ユニットの排唾管に吸引針として23Gほどのニードルを接続することで、安価に容易に実施できるという点で優れている。欠点としては、ある程度の広さのある根管でないと根尖近くまで吸引針が挿入できないこと、削片が多いと吸引針が詰まりやすいことが挙げられる。その対策として、厚み

症例1

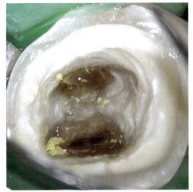
a：シリンジを用いて次亜塩素酸ナトリウム水溶液で根管洗浄した後も、根管内には糊剤が残存している

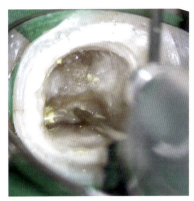
b：次亜塩素酸ナトリウム水溶液を満たした状態で、根管内に超音波チップを挿入し、低出力で稼働する

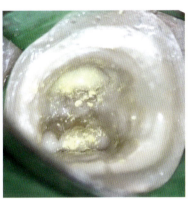
c：超音波洗浄後。糊剤が浮き上がり、液が懸濁している

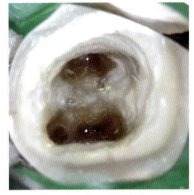
d：再度シリンジにて根管洗浄を行った後。糊剤が除去されている

図❽　超音波による根管洗浄の臨床例

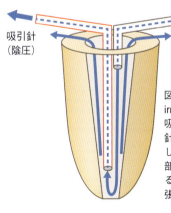

図❾　Negative pressure irrigation（NPI）。NPIは、吸引するニードル（吸引針）を根尖部近くまで挿入し、通常の洗浄針は根管口部に置いて洗浄液を注入する。洗浄液は吸引針に引っ張られ、根管内を還流する

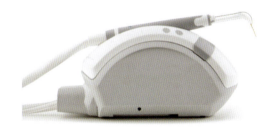

図❿　Endovac Pure™（Kerr）。NPIの代表的な製品であるEndocVac™の後継機種。洗浄針と吸引針が一体化し、ワンハンドで把持できるようになっている

を薄くして外径の割に内径が大きく、かつ階段状で挿入しやすくしたiNPニードル（みくに工業）の使用を推奨している。

さらに、小林はIATに超音波振動装置を組み合わせ、Ultrasonic Aspiration Technique（UAT、超音波吸引洗浄法）として紹介している（**図13**）[8]。

その他

1．Self-Adjusting File（SAF）

Self-adjusting file（ReDent NOVA）は、これまで別々のものとみなされていた根管形成と洗浄を一体化させた、ユニークな器具である。独特の網目構造を有し、根管内で伸縮する（**図14**）。専用のハン

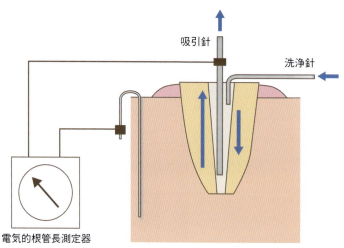

図⓫　Intracanal aspiration technique（IAT）。福元が提唱した根管洗浄法。原理はNPIと同様であるが、EndoVacの1年前に発表された。電気的根管長測定器に接続することで、根尖孔への到達度を把握できる（参考文献[7]より引用改変）

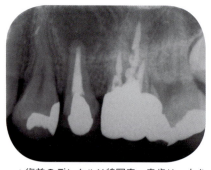

a：術前のデンタルX線写真。患歯は、大きな根尖透過像、広い根尖孔、破折線を有する

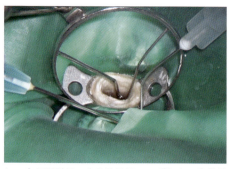

b：左は吸引針、右は洗浄針。いずれも、作業長で針を折ってある

図⓬　IATの臨床例。広い根管で応用できる

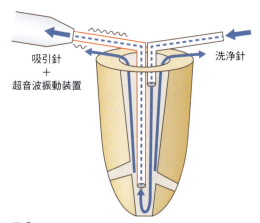

図⓭　Ultrasonic aspiration technique（UAT）。小林は、吸引針に超音波振動装置を取り付けた器具を開発している

ドピースに接続し使用することで、根管壁を切削するとともに洗浄液が行きわたる。

2．レーザーによる洗浄

レーザーにより誘発されたキャビテーション効果で根管を洗浄する。離れた位置でも効果がある、根尖孔外への溢出が少ないといった利点がある。まだプローブの直径が太く、細い根管には適応が難しいことが課題であるが、目下盛んに研究されており、今後が期待される。

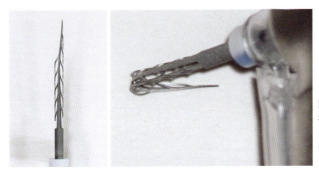

図⓮　Self-adjusting file（SAF）。根管形成と洗浄を一体化させたユニークな器具。伸縮性に富む独特の網目構造を有し、根管壁を切削するとともに洗浄液が行きわたる

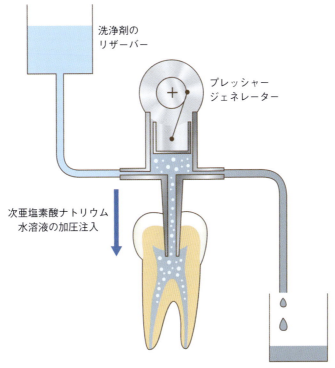

図⓯　Non insturumentation technique。髄腔開拡後、髄室に次亜塩素酸ナトリウム水溶液を加圧注入することにより、根管内の有機質を溶解する（参考文献[9]より引用改変）

3．Non instrumentation technique

　器具による機械的根管形成ではなく、次亜塩素酸ナトリウム水溶液の有機質溶解作用により根管洗浄をするという画期的な方法である（図15）。髄腔開拡後、髄室に次亜塩素酸ナトリウム水溶液を加圧注入することにより、根管内の有機質を溶解する。本法は1995年に初めて発表されて以来、いまだ実用化はされていないが、断続的に発表されている。根管充填法や根尖孔が広い症例など課題があるが、根管の切削による脆弱化を生じないという点で興味深い[9]。

　リトリートメントでは、根管洗浄剤をAgitationおよびActivationをすることにより、洗浄効果を高めるとよい。

【参考文献】
1) Zehnder M: Root canal irrgants. J Endod, 32(5): 389-398, 2006.
2) Shuping GB, Ørstavik D, Sigurdsson A, Trope M: Reduction of Intracanal bacteria using Nickel-Titanium rotary instrumentation and various medications. J Endod, 26(12): 751-755, 2000.
3) Pasricha SK, Makkar S, Gupta P: Pressure alteration techniques in endodontics- a review of literature. J Clin Diagn Res, 9: 1-6, 2015.
4) Dutner J, Mines P, Anderson A: Irrigation trends among American Association of Endodontists members: a web-based survey. J Endod, 38(1): 37-40, 2012.
5) van der Sluis LW, Versluis M, Wu MK, Wesselink PR: Passive ultrasonic irrigation of the root canal: a review of the literature. Int Endod J, 40(6): 415-426, 2007.
6) Nielsen BA, Craig Baumgartner J: Comparison of the EndoVac system to needle irrigation of root canals. J Endod, 33(5): 611-615, 2007.
7) Fukumoto Y, Kikuchi I, Yoshioka T, Kobayashi C, Suda H: An *ex vivo* evaluation of a new root canal irrigation technique with intracanal aspiration. Int Endod J, 39(2): 93-99, 2006.
8) 小林千尋：根管洗浄 よりよい治癒を目指して．医歯薬出版，東京，2012：71-79.
9) Lussi A, Messerli L, Hotz P, Grosrey J: A new non-instrumental technique for cleaning and filling root canals. Int Endod J, 28(1): 1-6, 1995.

3章 根管形成

04 手用ファイルを用いた根管形成の理論と実践

奥羽大学歯学部　歯科保存学講座　歯周病学分野　**高橋慶壯**

根管形成の術と科学

1961年、Ingleによってファイルが標準化されて以来、数多くの根管形成法が報告（**表1**）された。一方、わが国の歯学部では、いまだにIngleのstandardized technique（1961）[1, 2]とClem（1969）が報告したstep preparation法[3]、Mullaney（1979）らが報告したstep back preparation法（以下、step back法）[4]を模倣した方法が、何ら検証されることなく教育されている。

表❶　手用ファイルを用いた根管形成法

1961	Ingle	standardized technique
1969	Clem	step preparation
1974	Schilder	serial preparation technique
1975	Weine	ラスピング運動とフレアー形成を推奨
1976	大津晴弘	立体根充法（後のオピアンキャリアメソッド）
1979	Mullaney	step back preparation
1980	Martin	超音波振動による根管形成
1980	Abou-Rass	anti-curvature filing method
1980	Marshall	crown down pressureless technique
1982	Goerig	step-down technique
1983	Fava	double-flared technique
1984	Morgan	crown down pressureless technique
1985	平井 順	JH エンドシステム
1985	Roane	balanced force（BF）technique
1987	Ahmad	modified ultrasonic technique
1989	Wildey	Senia-Widley instrumentation technique
1991	Buchanan	standardized-taper root canal preparation
1991	Fava	modified double-flared technique
1992	Saunders	modified double-flared technique
1994	Torabinejad	passive step-back technique
1996	Schafer	combined technique with BF and reaming motion

歯科にかぎらず、欧米を手本として模倣することが習慣になっている日本人は多い。欧米の先人が築いた学問体系を模倣して、自分の頭で考えたり試行錯誤を繰り返す習慣が乏しい傾向にある。しかし、「歴史を無視すると片目を失う」、「歴史ばかり見ると両目を失う」というロシアの諺にあるように、過去の形式知（書籍や論文）を学ぶことは大切だが、エビデンスレベルの低い過去の書籍や論文[1〜4]の概念、仮説に固執するのは賢明ではない。むしろ、批判的に読むことで、多くの教訓が得られるであろう。

筆者は、1998年に根尖性歯周炎の病因論および治療概念のパラダイムシフト、根尖病変の病態に関する総説を発表した[5]。要素還元主義的思考に基づく研究成果は、臨床症状の奥に潜む生体反応を分子レベルから考察し、歯内疾患の病態をメカニズムとして理解することにより、患者への説明が可能になる。一方、同年の同ジャーナルに掲載されたイタリアの開業医Riccuciの総説[6]を読むと、歯内療法学の先達たちの考えは科学的に証明されているわけではなく、治療の経験則に基づいている（**表2**）。

本項では、リトリートメント（再根管治療）を行う際、冠やコアの除去後の根管形成に関する理論と実践方法を解説し、実際の症例をとおしてそのポイントを紹介したい。

リトリートメントの成功率

抜髄や歯髄壊死、根尖病変のない感染根管に比較して、「根尖病変のある感染根管」では根管治療の難易度が最も高く、予後も悪い[7]。根尖孔外および根尖病変のバイオフィルム感染の持続と、それによ

表❷ 根管拡大および根管充填が推奨される限界点

著者	理想的な限界点	実際の限界点	歯髄が壊死している症例	根尖孔を越えた材料	側枝および根尖分枝
Weine（1982）	CDJ	根尖から1mm			稀に問題が起こる
Ingle（1983）	CDJ	根尖から0.5mm			
Pecchioni（1983）		根尖から0.5〜1mm	オーバー根充も大丈夫		
Seltzer（1968、1969）		器具操作と根管充填はショート		容認しない	
Schilder（1967、1976、1987）		X線写真上の歯髄腔の終末点	変わらない	適切ではない	充填されることが望ましい
高橋（2018）		根尖から0.5〜1.5mm（正確にはわからない）	変わらない	出ないほうがよい	問題が出れば外科的歯内療法

る根尖周囲組織破壊が原因であろう。さらに、感染根管においては、根管壁のダメージの程度によっても予後が大きく異なる。根管壁が過剰に切削されていれば、歯根破折のリスクが高まる。根尖周囲の感染源除去を目的として、意図的再植や外科的歯内療法、あるいは抜歯を選択するケースもある。しかし、筆者の経験則からすれば、リスク評価を行って治療介入した場合、95％程度の治療成績を得ている。

リトリートメントとは、たいていは歯内療法に熟達していない歯科医師が行った根管治療の結果として生じた医原病に対するリカバリー治療である。当然ながら、抜髄に比較して成功率は下がり、トラブル発生率は高い。わが国における歯内療法学の教育方法には、抜本的な"カイゼン"が急務である。

手用ファイルを用いた根管形成

理想的な根管の拡大形成の概念は、WeineやSchilderが提唱したように、「オリジナルの根管形態を保持した根管形成法」である（**表1、3**）。換言すれば、オリジナルの根管系（根管壁）をファイルや回転切削器具を用いて均等に切削し、根管壁に付着する感染源を除去した後、根管充填しやすい形態に仕上げることである。しかし、治療概念は妥当でも、具体的な方法論が確立されていないうえに、根管系の複雑さから成功率は術者の知識や知恵およびトレーニングによって大きく異なっている（形式知と暗黙知）。

根管形成には、①根管内壁が均等に拡大されている、②器械的清掃が行われていない部分がない（全周ファイリング）、③根管形成時に根管内容物を根尖孔外へ押し出さない、④根管充填に必要なフレアー形成がなされている、⑤根管のトランスポーテーションを最小にする、⑥口腔機能の回復を考慮して歯質の切削量が必要最小限であることが要求される。また、できるかぎり短時間かつ少ない治療回数で、根管形成および充填を行うことが望ましい。

根管治療の歴史は、「彎曲根管」との格闘の歴史でもある。彎曲根管攻略の手段としてニッケルチタン（Ni-Ti）製ファイルと回転切削器具を組み合わせた「Ni-Ti製ロータリーシステム」が欧米で開発され、わが国でも使用されている。このシステムは、「大臼歯の彎曲した細い根管」の拡大形成には非常に有効であるが、既存のNi-Ti製ファイルはステンレスファイルに比較して、ファイル先端部の穿通力および切削力が弱いため、①アピカルシートの形成ができない、②根尖孔付近を35号程度までしか拡大できない、という欠点がある。したがって、「樋状根」、「歯髄腔が広い板状根管で根尖部付近の歯根が急角度に彎曲している患歯」、「根尖孔が大きく破壊されている感染根管歯」のリトリートメントには不向きである。

1．JHエンドシステム

川崎市で開業されている平井 順先生は、「JHエンドシステム」を構築して実践している[8〜10]。本システムは、オリジナルの根管形態を保持しつつ、根管充填に必要なフレアー形成を付与できる根管形成法として考案された。本システムでは、根尖部の根管形成には、しなり度の高いジペラー社のKファイルにプレカーブを付与してファイルの回転角を厳

表❸ 根管治療の術式チェック表。根管治療の術式は実にさまざまである。40の項目について各自の行っている術式をチェックすることで、"カイゼン"点に気づくであろう（●：推奨する、●：推奨しない）

No.	項目	選択肢
1.	咬合診査	□する● □しない
2.	咬合管理	□する● □しない
3.	咬頭	□削らない● □側方力のみを避ける● □咬頭を平らに削る●
4.	ラバーダム	□する● □しない●
5.	根管長の測定方法	□総合的に決定する● □X線写真 □手指の感覚 □電気的根管長測定器
6.	根管長測定の回数	□最初のみ行う● □ファイルの交換ごとに行う □ケースバイケース
7.	根管形成法	（表1参照）
8.	根管形成の概念	□根管系本来の形態を保持した形成● □テーパーの標準化を図る □直線形成● □意識していない
9.	複根管の形成手順（根管長測定後）	□一根管ずつ行う● □同時並行で行う●
10.	根管形成の限界点（理想）	□CDJ● □最狭窄部● □意識していない
11.	アピカルシートの形成	□する● □しない（Ni-Ti製ファイルでは形成不可）
12.	アピカルシートの位置（概念）	□生理的根尖孔から1mm歯冠側● □生理的根尖孔から0.5mm上 □その他
13.	アピカルシートの位置（実際）	□X線的根尖から1～1.5mm程度歯冠側● □歯髄腔の消失点まで □X線的根尖と同じ● □その他
14.	側枝および根尖分枝の解釈	□適切な診断が困難● □極稀に問題が発生する □気にしていない
15.	apical patency	□する● □しない●
16.	再帰ファイリング	□する● □しない
17.	拡大形成用器具	□手用器具と回転切削器具 □手用器具のみ □回転切削器具
18.	ファイルの材質	□ステンレス● □Ni-Ti □その他
19.	手用ファイルの運動	□ねじれとかき上げ運動● □ラスピング● □watch winding● □リーミング● □ファイリング●
20.	ファイルのブランド	□ジペラー● □マニー □Kerr □マイクロメガ □ジーシー
21.	使用ファイル	□Kファイル● □リーマー □Hファイル● □すべて
22.	プレカーブの付与	□する● □しない
23.	ファイルの回転角度	□意識している● □意識していない
24.	根管の切削方向	□根尖から歯冠側方向● □クラウンダウン □ケースバイケース
25.	ガッタパーチャポイントの除去方法	□Ni-Ti製ファイルと手用器具● □手用器具 □溶剤で溶かす □その他
26.	全周ファイリング（フレアー形成）	□ルーティー● □回転切削器具 □手用器具● □しない
27.	目標とする根管のテーパー度	□4/100● □5/100 □6/100 □7/100● □意識していない
28.	根管洗浄剤	□NCのみ● □NC＋EDTA □NCとOXの交互洗浄 □生理食塩水 □水
29.	根管洗浄用機器	□亜音波洗浄器● □超音波洗浄器 □使用しない
30.	根管の乾燥法	□ペーパーポイント● □根管内バキューム● □ブローチ綿栓 □ゴム気銃●
31.	根管貼薬	□水酸化カルシウム● □無貼薬（ドライコットン）● □FC（FG）● □フェノール系● □その他
32.	仮封材	□水硬性セメント● □EZセメント □GIセメント● □ストッピング
33.	根管充填のタイミング	□根管の乾燥時● □臨床症状の消失後 □無菌の確認後 □病変の消失後
34.	即日根充をするか	□ケースバイケース● □する● □しない
35.	根管充填法	□垂直加圧● □側方加圧
36.	側方加圧用スプレッダーの材質	□Ni-Ti● □ステンレス
37.	スプレッダー先端の到達位置	□作業長手前1～2mm● □意識していない
38.	側方加圧時のシーラーの種類	□MTAフィラペックス● □キャナルスN● □その他
39.	垂直加圧用ガッタの熱融解性	□低温融解● □高温融解
40.	ガッタパーチャ	□天然● □合成

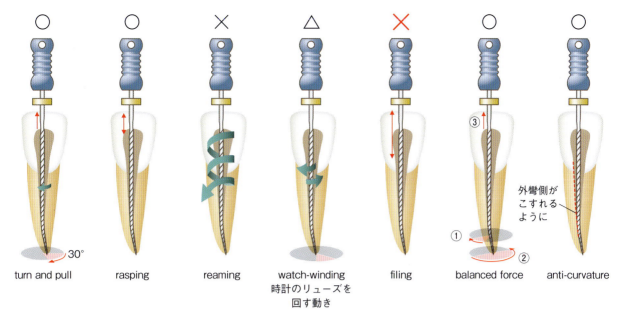

図❶ ファイル運動。ねじれと掻き上げ運動とラスピング運動が推奨される。トルクコントロールを考慮し、ファイルの大きな回転運動をしないことがポイントである。ファイリング運動は有害事象を起こしやすい（参考文献[10]より引用改変）

密にコントロールすることで、オリジナルの根管からのファイルの逸脱を防いでいる。

アピカルシートを形成する際、根管の拡大形成時に出る象牙質の削片を根管に押し込んで目詰まりを起こしたり、あるいは根尖孔外に押し出す危険がある。したがって、根管内に浮遊する切削片を頻繁に根管外へと洗い流す必要がある。また、根管の彎曲部から根管上部の形成は、「フレアー形成」を意識した根管形成が必要である（表3）。このシステムでは、ルーティ（ヨシダ）にマニーの #25K、あるいは #30K ファイルを取り付け、ファイルをしならせて先端部で根管壁を下から上へ斜めにこすり上げるようにフレアー形成と根管洗浄を同時に行う。

根管の直線部分（中央部および歯冠部）の拡大効率を上げるために、回転切削器具を使用する。形成後の根管は、オリジナルの根管形態を保持したままで適度なフレアー形成ができているため、根管形成後の根管充填では、側方加圧法と垂直加圧法の両方が可能である。

2．手用ファイルの操作法

根管は「一方通行のトンネル」のようなもので、出口（根尖孔）から根管内容物や薬剤を押し出さないようなファイル操作を心がける。さらに、根尖孔がもとの位置から移動しては、臨床上の問題が生じる[11]。根管系を保存して根尖孔のトランスポーテーションを最小限にとどめるためには、正しいファイル操作を身につける必要がある。根管形成については「暗黙知」がうまく「形式知」に転換されておらず、数多くのドグマが存在する[9,10]。たとえば、ファイリング運動は切削片をポンピング作用によって根尖孔から押し出し、術後疼痛を引き起こしやすい。過度のファイリング操作は、ストリップパーフォレーションを惹起する（図1）。

「自然は曲線を創り、人間は直線を創る」とは、ノーベル賞学者の湯川秀樹の言葉である。根管も3次元的な曲線であり、「根管の直線形成」といった科学的根拠の欠落した考え方を盲信すると、歯質を過剰に切削して歯根破折のリスクを高める。ねじれと掻き上げ運動では、ファイルの「ねじれ」を利用して30°以内の回転運動とラスピング運動（わずかな上下運動で根管壁を掻爬する動き）を同時に行う（表3）。すなわち、回転運動でファイル先端が歯質に少し食い込んだら1〜2㎜程度掻き上げて、根管拡大をする。その際、ファイルの「回転角度」を意識して、根管からの逸脱を起こさないようにファイル号数が上がるごとに回転度数を厳密に守ることが、根管から逸脱しない根管形成を行うコツである。

1）Apical patency

根管長の測定を行う際、根尖孔の穿通を試みるが、リトリートメントの場合は抜髄と異なり、いつも成

症例1

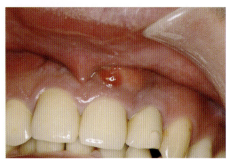

図❷a 34歳、男性。初診時の口腔内。数年前に抜髄した⏌1の自発痛および歯肉腫脹を主訴に、近医から紹介された

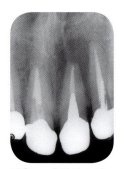

図❷b 初診時のデンタルX線写真。根尖周囲に透過像を認める

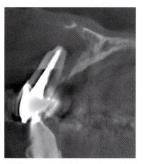

図❷c 初診時のCBCT画像。根尖孔の破壊の有無は判断できないが、広範囲に歯槽骨が吸収している

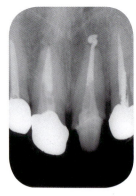

図❷d 冠、メタルコアおよびガッタパーチャを除去後に根尖孔の穿通を試みたところ、#80ファイルが抵抗なく根尖孔外へ到達した。根尖孔が大きく破壊されているため、根管内壁を掻爬して垂直加圧根管充填を行ったところ、ガッタパーチャが根尖孔外に溢出したが、経過は良好である。感染源が除去できていれば、オーバー根充でも治癒の機転をとる。ただし、根尖孔の破壊は歯根破折のリスクを高める

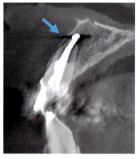

図❷e 垂直加圧根管充填後半年のCBCT像。頬側皮質骨の再生を認める

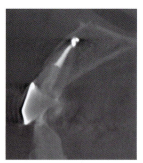

図❷f さらに術後1年のCBCT像。皮質骨はほぼ再生した

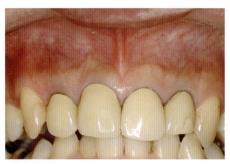

図❷g 術後約2年の口腔内。臨床症状(－)

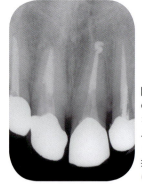

図❷h 術後約2年のデンタルX線写真。オーバーしたガッタパーチャはまだ吸収されていないが、根尖周囲の透過像はほぼ消失した

功するわけではない。前医の行った不適切な根管形成で根尖孔に削片が目詰まりしていたり、レッジやジップが形成され、穿通不可能な症例もあるが、まずはトライする。もし、根尖孔が大きく破壊されている場合には、拡大号数が上がり、アピカルシート形成の号数も上がる（図2、3）。

2）ファイルの回転角度

「リーマーだこ」ができないうちは、歯内療法に習熟したとはいえないという「誤解」がまだある。そもそも、リーマーだこができるほどの強い力でファイルをねじれば、根管内壁を過剰に切削するか、ファイルの断裂を引き起こす。ファイル号数が上がれば、リーミングであれファイリングであれ、オリジナルの根管への追従性は低下し、切削力が上昇する。操作時にファイルにかかる剪断力を制御するには、ファイルの回転角度を小さく（30°以内）すればよい。ファイル号数が上がるにつれて、根管追従性は失われるにもかかわらず、1/4回転（90°）の回転操作を続ければ、彎曲根管の外彎側にレッジが形成される。筆者らが最近行った研究からは、step back法におけるファイルの回転角度は30～60°が推奨された。

症例 2

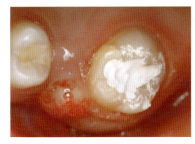

図❸a　17歳、女子。初診時の患歯の状況。近医で7⏌を抜髄後に症状の改善がみられず、1年以上根管治療を繰り返していた。頰側歯肉に歯周膿瘍を認めた。2年前にう蝕のため、6⏌を抜歯したという

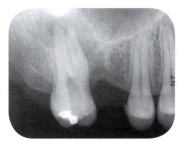

図❸b　初診時のデンタルX線写真。根尖から近心側に骨吸収を認めた。初診時、仮封材を除去すると、FC臭が顕著であった。診査の結果、口蓋根の根尖孔が大きく破壊されており(#130)、数回のリトリートメント後に意図的再植を行った

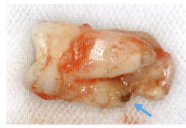 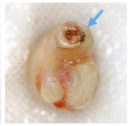 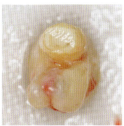

図❸c　意図的再植時に、口蓋根の根尖孔周囲に黒色の沈着物（矢印）を観察した。囊胞襞を除去して、口蓋根根尖部を1㎜程度切削後に逆根管充填を行った

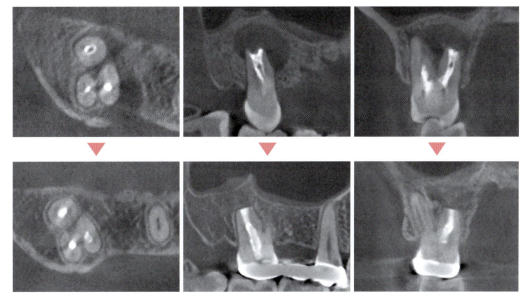

図❸f　意図的再植直前（上）および術後1年（下）のCBCT像

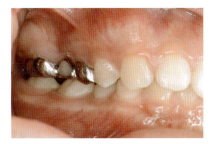 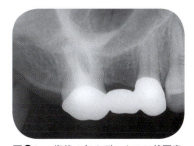

図❸g　術後1年の口腔内　　図❸h　術後1年のデンタルX線写真

3）再帰ファイリング

セメント・デンティン境界部や最狭窄部および生理的根尖孔は、必ずしも一致しない。一方、根管系における根管形態のバリエーションを意識し、根尖孔を破壊しないための工夫としてアピカルシートを生理的根尖孔の1㎜上方に形成するという考えには、根管拡大する際に発生する切削片を、アピカルシートから生理的根尖孔までの1㎜の根管部分に押し込

むリスクがある（図4）。そのため、ファイル号数を上げる前に、アピカルシートから生理的根尖孔までの1mm部分に溜った切削片を、細いファイル（#15、#20）を用いた「ねじれと掻き上げ運動」でファイルの溝に絡めて歯冠側へ掻き出し（再帰ファイリング）、根尖孔外へのファイルの穿通を確認したら（目詰まりしていないことの確認）、再度ルーティで根管洗浄を行い、浮遊した切削片を洗い出して拡大・形成し、次のステップへと移る。この切削片を根管内から洗い流す操作が、根管形成の効率と成功率を上げるために重要である。

根尖孔に切削片を詰まらせた根管で根尖孔の穿通を試みる際、根尖孔を破壊することがある。おそらく、再帰ファイリングと切削片の洗い出しができていないことが原因で、根管治療に失敗している歯科医師が多いであろう。再帰ファイリングを教育していない歯科大学はまだ多いと思われる。根管充填法には、おもにガッタパーチャーとシーラーを併用した側方加圧充填法と垂直加圧充填法とがあるが、正しく根管形成されていれば、ほとんどの根管に対してのいずれの方法でも緊密な根管充填が可能である（表3）。

医原病の診査、診断および治療

本項で提示する3症例は、いずれも根尖孔が破壊されていた。市販のファイルは#140までしかないため、それ以上に根尖孔が破壊されているか、外部吸収を起こしていれば、外科的に対処する（図4）。

マイクロスコープやNi-Ti製ロータリーシステムおよびCBCTを利用できる治療環境になければ、せめてLEDライト付きルーペは用意しておくべきであろう。マイクロスコープを使用できれば、視野は別世界になる。もっとも、マイクロスコープを使用しても、穿孔部のMTAセメントを用いた封鎖や折れ込んだファイルの除去、未治療根管の探索は容易ではない。リトリートメントによる二次被害を未然に防ぐには、専門医に紹介することも選択肢になる。象牙質を過剰に切削して穿孔したり、根尖孔を大きく破壊されている患歯は、根管内の感染源を可

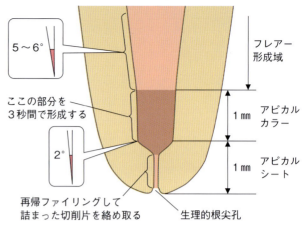

図❹ 根管の根尖部付近の拡大図（参考文献8)より引用改変）

及的に除去して細菌を根管内に封鎖できたとしても、歯根破折を生じる確率が高い。筆者の臨床経験からは、パラファンクションや歯列不正を有する患者（図5）へ歯内療法を行う際は、同時に咬合管理の必要があると感じる。

歯内療法の"カイゼン"（学びなおし）

本項では、リトリートメントのポイントおよび根管形成の勘所を解説した。臨床家の多くは、卒前に習う古典的で科学的根拠の乏しい術式を漫然と繰り返している。たとえ間違っていても、一度身についた治療法を捨てるのは勇気がいるのであろう。しかし、古典的な術式と治療概念では良質な根管治療を実践できない。

技の伝授に関して、古来日本における伝統芸能の世界には、「守・破・離」という言葉がある。歯内療法においては、「守」で躓いたままの歯科医師が多いように感じる。よい手本が少ないのかもしれない。根管形成の手本にした、半世紀前に欧米で発表された論文のエビデンスレベルは低く、概念論と仮説にすぎないにもかかわらず、ひたすら盲信してきた弊害がいまだに解消されていない。臨床家として、より安全で低侵襲性の根管治療を習得することが望まれる。医科に比較して、個人開業医の割合が高い歯科では、卒後の研修制度が確立されておらず、個人の自助努力に委ねられている状況が続いている。「学びなおし」の必要性を強調したい。

症例3

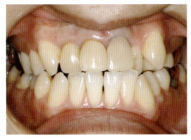
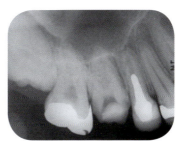

図❺a　32歳、女性。初診時の口腔内。他院で6|を抜髄後に咬合痛が消失しないため、4年以上根管治療を受けている。アンテリアガイダンスが不良で、臼歯部に咬合干渉がある

図❺b　初診時のデンタルX線写真。5|には太いメタルコアが入っているが、根管充塡されていない。7|には歯髄腔に近接するインレーが装着されている。4|の遠心部に二次う蝕を認める。歯列不正のある患者では、臼歯部にう蝕治療が行われ、歯内疾患に進行するケースが多い

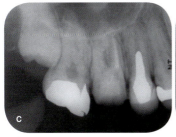
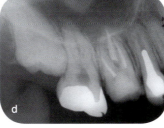
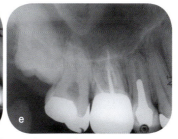

図❺c〜e　c：MB根の根尖孔が破壊されていたため、マイクロスコープ下で根管の汚染度、湿潤状態を観察し、MB根管のみ治療して根管充塡した。d：咬合痛の消失を確認後、BD根とP根のリトリートメントを行い、プロビジョナルレストレーションを装着してしばらく咬合させた。e：FMC装着後のデンタルX線写真

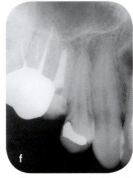
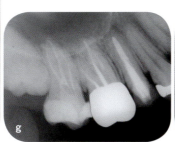
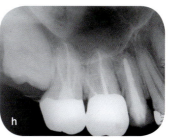

図❺f〜h　f：6|の治療終了後、5|の冠およびコアが脱離した。歯根破折は認めなかったため、リトリートメント即日根管充塡を行った。g：1年後、他院で7|修復治療後に自発痛および咬合痛を訴えて再来院し、全部性歯髄炎と診断した。切削時の歯髄への損傷と臨床推論した。Reciproc® #25で抜髄後にシングルコーンおよびMTAフィラペックスで根管充塡した。h：7|に補綴物装着後のデンタルX線写真

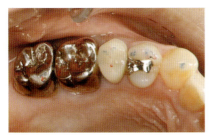
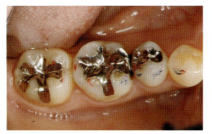
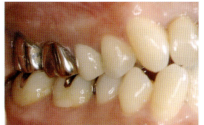

図❺i　上顎臼歯咬合面観　　図❺j　下顎臼歯咬合面観　　図❺k　右側臼歯部頬側面観

【参考文献】

1) Ingle JI: A standardized endodontic technique using newly designed instruments and filling materials. Oral Surge Oral Med Oral Pathol, 14: 83-91, 1961.
2) Ingle JI: Endodontic instruments and instrumentation. Dent Clin North Am, 805-822, 1957.
3) Clem W: Endodontics in the adolescent patient. Dent Clin North Am, 13: 483-486, 1969.
4) Mullaney TP: Instrumentation of finely curved canals. Dent Clin North Am, 575-592, 1979.
5) Takahashi K: Microbiological, pathological, inflammatory, immunological and molecular biological aspects of periradicular disease. Int Endod J, 31: 311-25, 1998.
6) Ricucci D: Apical limit of root canal instrumentation and obturation, part 1. Literature review. Int Endod J, 31: 384-93, 1998.
7) Sjogren U, et al.: Factors affecting the long-term results of endodontic treatment. J Endod, 16: 498-504, 1990.
8) 平井 順，高橋慶壮：臨床歯内療法学 JHエンドシステムを用いて．クインテッセンス出版，東京，2005．
9) 高橋慶壮：歯内療法 失敗回避のためのポイント47—なぜ痛がるのか、なぜ治らないのか—．クインテッセンス出版，東京，2008．
10) 高橋慶壮：考えるエンドドンティクス—根管形成と根管充塡の暗黙知と形式知—．クインテッセンス出版，東京，2015．
11) Wu MK, et al.: Leakage along apical root fillings in curved root canals. Part I: effects of apical transportation on seal of root fillings. J Endod, 26: 210-16, 2000.

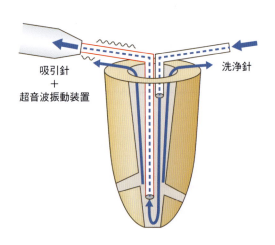

MUST OF RETREATMENT

4章

偶発症への対応

---

01 見落とされた根管の探索
吉岡俊彦

02 破折ファイル除去
牛窪敏博

03 レッジへの対応
澤田則宏

04 パーフォレーション（穿孔）
清水藤太

4章　偶発症への対応

MUST OF RETREATMENT III

01 見落とされた根管の探索

広島県・吉岡デンタルキュア　**吉岡俊彦**

　根管系の細菌感染除去は、根管治療で最も重要なポイントである。しかしながら、根管系は非常に複雑であり、さまざまなバリエーションが存在する。われわれは臨床において、根管解剖の知識とデンタルX線写真の読影を駆使して根管をすべて見つけて根管治療を行っているつもりだが、実際には根管を見落としているケースが多く存在する。

　根管の見落としがある歯根に根尖病変が存在する確率は82.8%[1]と報告されており、根管の見落としが根管治療の失敗に大きく影響しているのは、われわれの想像のとおりである。

　本項では、再根管治療（リトリートメント）の際に、見落とされている根管をどのように疑い、探索するかを詳しく解説したい。

根管を見落としやすい歯種（表1）

　最も見落としやすい根管は上顎大臼歯近心頬側の2根管目（MB2）である。

　上顎大臼歯の近心根は位置的に直視が難しく、器具操作も困難となりやすい部位である。また、MB2は他の根管に比べて細く、発見しにくい素因が多い根管だといえる。

　報告によって多少前後するが、解剖学的にMB2が存在する確率は第1大臼歯で50〜60%、第2大臼歯で30%程度である[2]。

　臨床的にリトリートメントにおいては、イニシャルトリートメントよりもMB2の検出確率が高いことが報告されている（リトリートメント66%、イニシャルトリートメント57.9%）[3]。

　上顎大臼歯のMB2に次いで見落としやすいのが、4̅の根管内分岐の2根管目である。主根管の途中で舌側に分岐しているため、それを疑って器具操作を行わないと見落としてしまう。

　よって、上顎大臼歯の頬側近心根や下顎小臼歯に根尖病変がある場合、見落とされている根管の存在を術前に疑わなければならない。

見落としている原因

　根管を見落としてしまう原因は、術者側の問題と患歯側の問題に分けて考えられる。問題が単独のケースもあれば、複合的なケースもある。

1．術者側

▪ **根管解剖に関する知識が不十分である**

　根管数に関する細かいパーセンテージなどは覚える必要はないが、どのようなバリエーションがどのくらいあるかは、大まかに覚えておく必要がある（表2）。

▪ **X線写真の撮影や読影が適切にできていない**

　適切な位置づけおよび照射方向に注意し、撮影を行う。撮影した画像はできるだけ大きく拡大して観察し、根管数・根管方向の推定を行う。また、小臼歯・大臼歯では偏心撮影も行い、3次元的に根管の見落としがないかを確認する。

▪ **髄腔開拡が不適切である**

　非常に小さな窩洞から根管治療を行う潮流もあるが、やはり必要十分な髄腔開拡を行わないと根管の見落としの原因にもなるし、ストレートラインアクセスができず、根管形成時の根管直線化や器具破折のリスクが高くなってしまう[4]。

▪ **十分な拡大視野下で探索をしていない**

　マイクロスコープを用いて髄腔内を明るく拡大し

表❶ 根管が見落とされている確率（参考文献1)より引用改変）

7	6	4	5	5	6	7
33.3%	41.3%	12.3%	5.2%	10.3%	9.9%	46.5%	27.7%
7	6	5	4	4	5	6	7
22.7%	20.1%	4.4%	18.2%	35.3%	2.7%	18.1%	20.6%

表❷ 部位別の根管数とその割合

上顎前歯	ほぼ100%1根管（陥入歯、過剰根の可能性はある）
下顎前歯	頬舌的に扁平な根管なので、2根管となり得る
上顎第1小臼歯	7～8割が2根管・2根尖
上顎第2小臼歯	7～8割が1根尖（扁平な形態なので2根管口となり得る）
下顎第1小臼歯	2～3割が根管中央付近で分岐する2根管
下顎第2小臼歯	ほぼ1根管だが、ときどき第1小臼歯と同様に根管内で2根管に分岐する
上顎第1大臼歯	近心頬側根の2根管が50～60%程度
上顎第2大臼歯	1～4根管、近心頬側根の2根管が30%程度
下顎第1大臼歯	近心は2根管（イスムスあり）、遠心は扁平な1根管もしくは遠心舌側根がある2根管
下顎第2大臼歯	第1大臼歯と同様もしくは樋状根管

た状態で根管の見落としの有無を確認すべきである。

2．患歯側

- 根管口が著しく狭窄している
- 根管の位置・形態が特殊である
- 歯が傾斜・捻転している
- 前医によって偽根管が掘られている

根管へのアプローチ前に

リトリートメントにおいて、診査・診断の後、最初に行うのが補綴物・修復物・築造体の除去である。健全歯質を保存しながら、修復物・築造体を完全に除去することは非常に難しい。詳細は他項に譲るが、とくにレジン系の材料が使用されている場合には、時間をかけて慎重に除去を進めなければならない。

除去後に行うのが、髄腔開拡の修正である。以前の髄腔開拡が適切であったかを評価し、不十分な部分を追加で切削する。

う蝕除去後に、必要に応じて隔壁の作製を行うが、見落とされている根管を隔壁下に埋めてしまった場合には、探索が非常に困難となってしまう。隔壁作製が必要な場合、それに先立って根管探索および根管口明示を行うことを推奨する。

CBCT撮影

照射線量がデンタルX線よりも多いことを考慮し、根管治療においてルーティンで歯科用コーンビーム（CBCT）を撮影してはならないとされている[5]。しかしながら、見落としが疑われる症例において、見落とされているであろう根管が以下に示すような方法で探索を行っても見つからない場合には、積極的に撮影をすべきである。もちろん、可能なかぎり照射範囲を狭くし、放射線量を少なくすべきである。

根管探索のポイント

①根管充填されている根管上部のガッタパーチャ除去を行い、髄床底のガイドマップを確認する
②髄腔壁と髄床底の色の境目を探す
③最後に狭窄した部分が白い点（ホワイトスポット）として見えるので、大きめのラウンドバーできれいな象牙質面を出して観察する
④次亜塩素酸ナトリウムを満たして、発泡するポイントを探す（シャンパンテスト）
⑤超音波チップを用いて、根管の方向を意識しながら慎重に象牙質を切削する
⑥CBCT画像の撮影を行い、部位を特定する

ただし、ない根管はいくら探しても見つからないので、過度な追求は穿孔となってしまう。探索を続けるのか、根管が存在しないと判断するのかは非常に難しい判断となる。

症例1

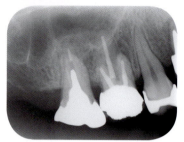
図❶a 初診時のデンタルX線。患歯は7⏌、近心頬側根管の見落としが疑われる

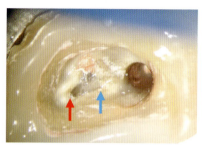
図❶b 築造体除去後。髄床底の色と髄腔壁の境目にMB1の存在が疑われる（赤矢印）。MB2部にはホワイトスポットが存在する（青矢印）

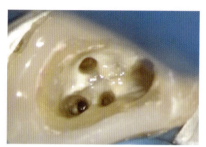
図❶c 根管形成・根管洗浄終了後。MB1およびMB2は根中央部で合流していた

症例

1．症例1：7⏌（図1）

歯肉に腫脹・瘻孔が存在し、リトリートメントを行うこととなった。

デンタルX線写真では頬側近心根管に根管充填材が認められず、根管の見落としが疑われた。補綴物・築造体を除去し、髄床底をマイクロスコープ下で観察すると、近心頬側根管の根管口が簡単に発見できた。近心頬側第2根管（MB2）も、ホワイトスポット部を探索して発見した。MB2は根中央でMB1と合流している形態であった（図1 a～c）。

2．症例2：4⏌（図2）

他院で根管治療を行ったが、疼痛が改善しないとの主訴で来院。

術前のデンタルX線写真撮影時に、根管の見落としを疑い、正放線および偏心撮影を行った。それによって根管充填は頬側根管のみになされており、口蓋根管の見落としが強く疑われた。また、遠心歯頸部付近の穿孔が疑われた。

髄腔内を確認すると、見落とされている口蓋根管は、髄腔開拡の不足および象牙質の張り出しによって発見しにくい状態となっていた。

口蓋根管を発見し、形成・洗浄を通法どおり行い、遠心歯頸部の穿孔部を光重合コンポジットレジンにて封鎖した。症状の改善を確認し、根管充填を行った。

3．症例3：⏌6（図3）

かかりつけ歯科医にて根管治療を開始したが、近心頬側根管が根管中央からファイルが進まないと紹介を受け、初診来院。CBCT画像で未形成の根管が確認される。

根管内の洗浄を行い、削片がない状態で器具が進まない部位を確認すると、探索部の口蓋側よりに根管を発見した。器具が進まない原因はレッジ（彎曲部をまっすぐに形成した段差）であった。症状の改善を確認し、根管充填を行った。

リトリートメントにおいて、未処置根管を発見して細菌感染を除去することは、根管治療を成功させるためには必須と考えられる。術前に見落とし根管の存在を疑っておき、根管が隠れている部位を適切に探索しなければならない。暗くて見えない状況で発見できない根管も、マイクロスコープ下で見ると一瞬で発見できる場合も少なくない。デンタルX線・CBCT・マイクロスコープ・根管解剖の知識をフル活用し、3次元的にイメージを膨らませながら、見落とし根管の探索を行っていただきたい。

【参考文献】

1) Karabucak B, et al.: Prevalence of Apical Periodontitis in Endodontically Treated Premolars and Molars with Untreated Canal: A Cone-beam Computed Tomography Study. JOE: 538-541, 2016.
2) Vertucci FJ: Root canal anatomy of the human permanent teeth. Oral Surg: 589-599, 1984.
3) Wolcott, et al.: A 5 Yr Clinic Investigation of Second Mesiobuccal Canals in Endodontically Treated and Retreated Maxillary Molars. JOE: 262-264, 2005.
4) Alovisi, et al.: M Influence of Contracted Endodontic Access on Root Canal Geometry: An In Vitro Study. J Endod, 44(4): 614-620, 2018.
5) Special Committee to Revise the Joint AAE/AAOMR Position Statement on use of CBCT in Endodontics: AAE and AAOMR Joint Position Statement: Use of Cone Beam Computed Tomography in Endodontics 2015 Update. Oral Surg Oral Med Oral Pathol Oral Radiol, 120(4): 508-512, 2015.

症例2

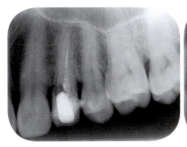
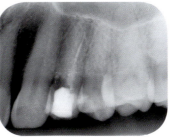

図❷a　初診時のデンタルX線。左：正放線。右：偏近心。4|口蓋根管の見落としが疑われる

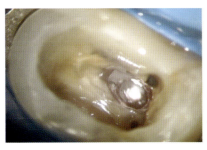
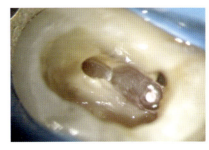

図❷b　レジンコア除去後。頰側に偏って根管が存在する

図❷c　口蓋根管形成後。口蓋方向に象牙質を切削し、口蓋根管を発見・形成した

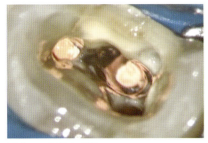
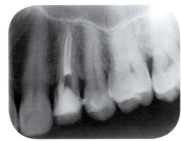
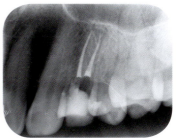

図❷d　根管充塡後

図❷e　同、デンタルX線写真。左：正放線。右：偏近心

症例3

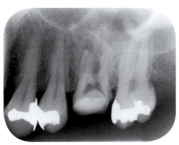
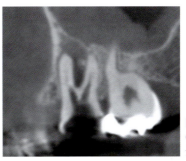

図❸a　初診時のデンタルX線写真

図❸b　同、|6のCBCT画像（紹介元で撮影済であった）

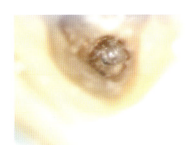
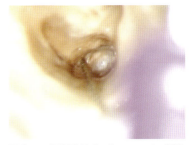
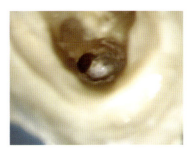

図❸c　探索部を観察　　図❸d　根管発見時。#10ファイル挿入　　図❸e　根管形成後

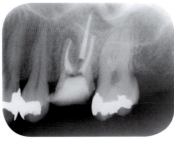
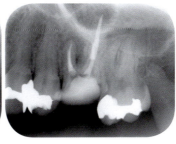

図❸f　根管充塡後のデンタルX線写真。左：正放線。右：偏遠心

4章 偶発症への対応

02 破折ファイル除去

大阪府・U'zデンタルクリニック　牛窪敏博

　根管形成中に根管形成用器具が破折すると、術者はもちろん、患者にも不満が募るものである。仮に、「この破折ファイルをこのままにしておけばどのようになるのだろうか」、または「ファイル破折を患者に説明すべきか」、そして「除去すべきなのか」と悩むところである。では、このようなアクシデントが発生した場合にどのように対処すべきかを考えていきたい。ただし、ファイル破折を防止するための最善策は予防であるが、本項では除去に関する解説を行い、予防的措置については割愛する。

根管内に破折器具が存在することによる予後への影響

　1990年代よりニッケルチタン（Ni-Ti製）ファイルが普及し、いままでの根管形成とは異なり短時間で効率的な治療が可能となったが、それに伴いステンレススチール製ファイルでの形成による破折アクシデントとは、少し異なる様相がある。ステンレススチール製ファイルの破折頻度は0.25～6％[1～4]、Ni-Ti製ファイルの破折頻度は1.3～10％[1, 2, 5～13]との報告もあるが、Ni-Ti製ロータリーファイルの使用頻度の増加に伴い、両者の間に少しの違いが現れていると考えられる。

　破折ファイルが残存している場合の問題点は2つある。1つは腐食の問題、もう1つは残存器具が障害となり、根尖部にアプローチできない場合の予後への影響である。ステンレススチール製ファイルが根管内に残存しても活性化されず腐食されない[14]との報告があるため、無菌的治療による最終段階での同器具の破折は、あまり問題ないと考えられる。

　以前の報告ではあるがStrindberg[15]によると、破折器具が見られる場合には19％の治癒率低下が示された（15ケースのみ）。これ以外にも、Grossman[16]は根尖病変と破折器具が存在すると、成功率は47％に低下するとの意見もあり、またFoxら[17]は、破折器具が根管充填材として機能を果たしていると述べている。その後、症例対照研究[4]では、破折器具の有無による根管治療の成功率に差はないと結論づけている。さらにSpiliら[2]は、病変が存在している症例で、破折器具の影響はないとも述べている。

　このように、限られた条件での研究ではあるが、無菌的治療下での破折ファイルは直接治癒に影響するとは考えられない。しかし、今後はランダム化された研究が待たれるところである。

治療に影響する因子

　破折ファイルを除去する場合に影響を及ぼす因子としては、歯・破折器具の種類・術者要因・患者要因が考えられる。

1. 歯による影響

　前歯・上顎・歯冠側1/3・破折位置が彎曲の手前・破折器具が直線的部分に存在といった状況であれば除去に関して予知性が高い[18, 19]。

　以下に症例1～3を供覧する（図1～3）。

2. 破折器具による影響

　ステンレススチール製ファイルよりもNi-Ti製ファイルロータリーファイルのほうが除去困難である[19]。その理由は、器具が象牙質により食い込んでおり[20]、超音波チップを用いた場合にさらに細かく破折するリスクがある[21]。さらに、ファイルの柔軟性により、根管の中心部ではなく、外彎側に寄った

症例1

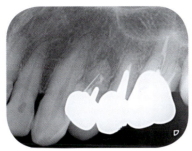
a：4⌋の頬側根に破折ファイルが見られる（偏遠心撮影）

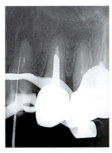
b：除去し作業長を測定

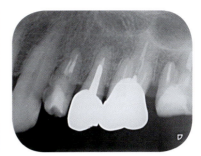
c：根管充填後

図❶a〜c　根管口部での破折症例

症例2

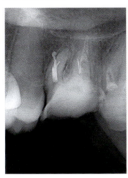
a：6⌋近心頬側根の中央部に穿孔と破折ファイルのアクシデントで紹介にて来院

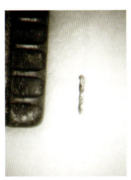
b：除去後の破折ファイル

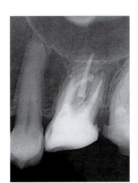
c：穿孔部はMTAセメントにて修復。根管充填後

図❷a〜c　根管中央部1/3での破折症例

症例3

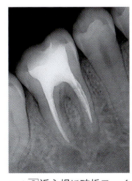
a：⌊6近心根に破折ファイル

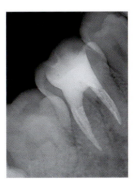
b：偏近心撮影で、2根管の合流部手前の頬側根で破折していることがわかる

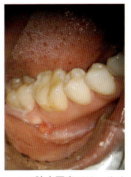
c：口腔内写真では、サイナストラクトもできている

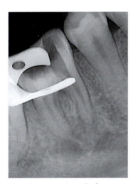
d：ステージングプラットホームテクニックにて除去

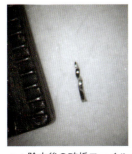
e：除去後の破折ファイル

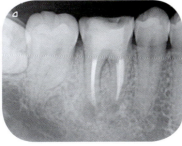
f：根管充填後

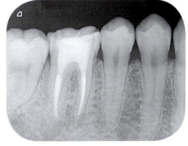
g：術後6ヵ月、病変は治癒傾向にある

図❸a〜g　根尖部1/3での破折症例

症例4

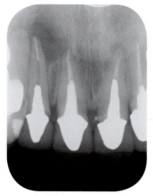
a：2⎤の根尖部に長いファイルが見られる（紹介元からの写真提供）

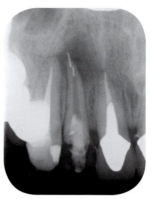
b：紹介元で一度除去を試みたが、分割してしまったため、紹介された（紹介元からの写真提供）

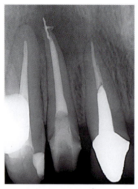
c：根管内の破折片除去後、根管充塡

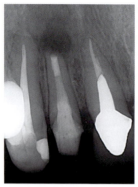
d：歯根端切除術にて、除去とMTAセメントによる逆根管充塡

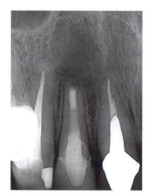
e：術後1年。根尖部周囲に骨組織の再生が見られる

図❹a〜e　2次的偶発症の症例

位置で破折していることが多い[22]。また、長い破折器具は歯冠側で見られる場合が多く、除去は困難ではないが、短いものは少し手間取る可能性がある[23]。しかし、長い破折ファイルでも根尖部分の場合には分割され、2次的偶発症を起こす場合もあるので、留意すべきである（**図4a〜e**）。加えて、ファイルのデザインにより除去の困難性は変化する。

3．術者要因

知識・技術・経験・周辺機器・根気・創造力が挙げられる。少なくともマイクロスコープによる除去治療は必須である。さらに、経験豊富な歯科医師のもとへの見学、抜去歯によるトレーニングを重ねた技術の習熟が必要である。

4．患者要因

患者の開口量・時間・理解度を考えるが、患者自身の協力する姿勢も必要である。

除去方法

根管内から感染の大部分を取り除くことができておらず、除去が必要と判断した場合は、マイクロスコープを用いて根管内から破折ファイルを視認できるか、観察する。視認できなければ、根管内からの除去は諦めるべきである。根管内から除去可能と判断すれば、報告されているさまざまな方法から検討するが、少なくとも複数の除去法を習得しておくべきである。代表的な方法（**図5a〜d**）はもちろん、その他にも多様な方法が紹介されており、症例によって選択すべきである。しかし、以下に列挙する方法のなかに、現在推奨されないものもあるため留意されたい。

- 化学薬品による溶解
- ミニ鉗子
- ブローチ＆コットン

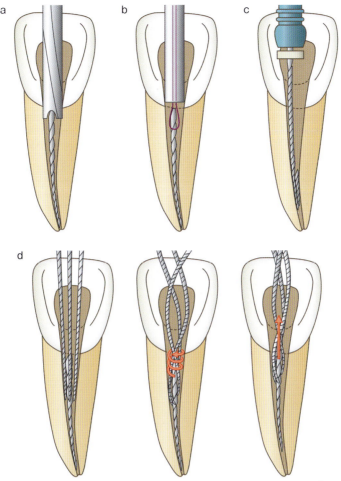

図❺a〜d 破折ファイル除去法。a：IRSテクニック、b：ループテクニック、c：バイパステクニック、d：ブレーディングテクニック

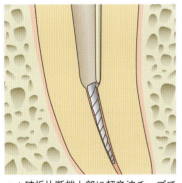

a：破折片断端上部に超音波チップで平らな面を形成し、彎曲内側に除去用チップを挿入

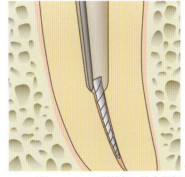

b：破折ファイルの断端部に除去用超音波チップの振動をライトタッチで反時計回りに、または頬舌的にペッキングモーションで接触させる

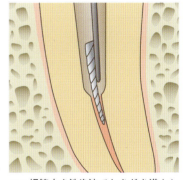

c：根管内を洗浄液でときどき満たし、ドライとウエットを交互にしたキャビテーション効果を併用する

図❻a〜c 超音波チップによるステージングプラットフォームテクニック

- ループテクニック
- 皮下注射針テクニック
- ブレーディングテクニック
- マゼランキット
- ポスト除去システムキット
- キャナルファインダーシステム

- 超音波チップ
- ファイル除去システム
- 軟化ガッタパーチャ法
- レーザー
- 電気化学法
- バイパス法

なかでも、超音波チップによるステージングプラットフォームテクニックは使用頻度も高く、汎用性があると考えている。しかし、症例によってはバイパス法やループテクニックも有効である。

■ 超音波チップによるステージングプラットフォームテクニックの手順（図6a〜c）

① 破折ファイルの位置を把握し、細い超音波チップが破折ファイル上部断端に接触しているか、マイクロスコープをとおして確認。
② 破折ファイルの内側を、このチップでペッキングモーションのように器具操作を行う。
③ その部分に隙間を設けた後、同チップを頰舌的にペッキングモーションを行い、破折ファイルが移動しやすい空隙を設ける。
④ 根管内にEDTAや次亜塩素酸溶液を少量使用して破折ファイルが浮き上がりやすい環境を作り、再度除去用超音波チップにて器具操作を行う。このとき、除去する予定の根管以外は小さな綿球や水硬性セメントで封鎖し、除去されたファイルが他の根管内に入らないようにしておく。

偶発症

最も多い偶発症はレッジであり[20]、ついで除去用器具の破折[24,25]、そしてストリッピングパーフォレーションである[26]。レッジを起こさないためにも、無理に破折ファイル断端の上部を削除しない。また、直径の大きな除去用器具は使用しない。マセランキットなどは上顎前歯でもかなり太い根管でなければ適応しない。まして、彎曲根管では使用不可能である。

破折器具を放置する

もしも自分自身で除去できなければ、より経験のある専門医に紹介することが望ましい。しかし、破折器具断端まで形成・洗浄・根管充填ができていれば、除去の代替治療として保存的な選択がある[26]。この意思決定は、器具破折しているが根管治療での最終形成が終了している場合や、急激な彎曲根管で起始点を越えた位置での破折には適切となる。その後に病変が解決しなければ、外科的処置を考慮する。

しかし、ここで重要なのは、起こった事実を説明することである。破折ファイルを説明せずに、または気づかずにその状態をやり過ごすと、善管注意義務違反に抵触する可能性があるので注意する[27]。

外科的除去法

破折ファイル除去が保存的に行えなければ、歯根端切除術や意図的再植術を計画する。しかし、破折器具が歯冠側1/3、または歯根中央部1/3であれば、その破折器具の除去なしに逆根管形成・逆根管充填を行う[26]こともできる。

もしも治療中に器具破折を起こしたならば、現状でのガイドライン（**図7**）を参考にすべきであるが、公式的なものではないので注意する。また、根尖病変の存在・該当歯の重要性・偶発症の可能性・治療環境・専門医の助言・破折ファイルの根管内放置などを検討し、除去に関する意思決定を行う。

【参考文献】

1) Iqbal MK, Kohli MR, Kim JS: A retrospective clinical study of incidence of root canal instrument separation in an endodontics graduate program: a PennEndo database study. J Endod, 32: 1048-1052, 2006.
2) Spili P, Parashos P, Messer HH: The impact of instrument fracture on outcome of endodontic treatment. J Endod, 31: 845-50, 2005.
3) Hülsmann M, Schinkel I: Influence of several factors on the success or failure of removal of fractured instruments from the root canal. Endod Dent Traumatol, 15: 252-258, 1999.
4) Crump MC, Natkin E: Relationship of broken root canal instruments to endodontic case prognosis: a clinical investigation. J Am Dent Assoc, 80: 1341-1347, 1970.
5) Wu J, Lei G, Yan M, et al.: Instrument separation analysis of multi-used ProTaper Universal rotary system during root canal therapy. J Endod, 37: 758-763, 2011.
6) Knowles KI, Hammond NB, Biggs SG, Ibarrola JL: Incidence of instrument separation using LightSpeed rotary instruments. J Endod, 32: 14-16, 2006.
7) Wolcott S, Wolcott J, Ishley D, et al.: Separation incidence of protaper rotary Instruments: a large cohort clinical evaluation. J Endod, 32: 1139-1141, 2006.
8) Fishelberg G, Pawluk JW: Nickel-titanium rotary-file canal preparation and intracanal file separation. Compend Contin Educ Dent, 25: 17-18, 20-22, 24, quiz 25, 47, 2004.
9) Ankrum MT, Hartwell GR, Truitt JE: K3 Endo, ProTaper, and ProFile systems: breakage and distortion in severely curved roots of molars. J Endod, 30: 234-237, 2004.
10) Hülsmann M, Herbst U, Schäfers F: Comparative study of root-canal preparation using Lightspeed and Quantec SC rotary NiTi instruments. Int Endod J, 36: 748-756, 2003.
11) Al-Fouzan KS: Incidence of rotary ProFile instrument fracture and the potential for bypassing in vivo. Int Endod J, 36: 864-867, 2003.
12) Baumann MA, Roth A: Effect of experience on quality of canal preparation with rotary nickel-titanium files. Oral Surg Oral Med Oral Pathol Oral Radiol Endod, 88: 714-718, 1999.
13) Ramirez-Solomon M, Soler-Bientz R, de la Garza-Gonzalez R, Palacios-Garza CM: Incidence of LightSpeed separation and the potential for bypassing. J Endod, 23: 586-587, 1997.

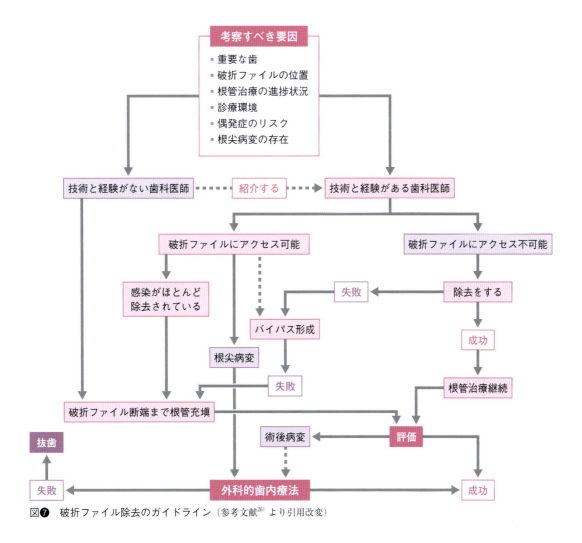

図❼ 破折ファイル除去のガイドライン（参考文献26)より引用改変)

14) Eleazer PD: Lack of corrosion of stainless steel instruments in vivo by scanning electron microscope and microprobe analysis. J Endod, 7: 346-349, 1991.
15) Strindberg L: The dependence of the results of pulp therapy on certain factors: an analytic study based on radiographic and clinical follow-up examination. Acta Odontol Scand, 14(21): 1-175, 1956.
16) Grossman LI: Guidelines for the prevention of fracture of root canal instruments. Oral Surg Oral Med Oral Pathol, 28: 746-752, 1969.
17) Fox J, Moodnik RM, Greenfield E, Atkinson JS: Filing root canals with files radiographic evaluation of 304 cases. N Y State Dent J, 38: 154-157, 1972.
18) Shen Y, Peng P, Cheung GS: Factors associated with the removal of fractured NiTi instruments from root canal systems. Oral Surg Oral Med Oral Pathol Oral Radiol Endod, 98: 605-610, 2004.
19) Cuje J, Bargholz C, Hülsmann M: The outcome of retained instrument removal in a specialist practice. Int Endod J, 43: 545-554, 2010.
20) Ward JR, Parashos P, Messer HH: Evaluation of an ultrasonic technique to remove fractured rotary nickel-titanium endodontic instruments from root canals: an experimental study. J Endod, 29: 756-763, 2003.
21) Ruddle CJ: Broken instrument removal: the endodontic challenge. Dent Today, 21: 70-72, 74, 76 passim, 2002.
22) Gencoglu N, Helvacioglu D: Comparison of the different techniques to remove fractured endodontic instruments from root canal systems. Eur J Dent, 3: 90-95, 2009.
23) Hülsmann M: Methods for removing metal obstructions from the root canal. Endod Dent Traumatol, 9: 223-237, 1993.
24) Pitt Ford TR, Rhodes JS, Pitt Ford HE: Root canal retreatment. In: Endodontics: Problem-solving in Clinical Practice. London: Martin Dunitz, 2002: 137-148.
25) Madarati AA, Qualtrough AJ, Watts DC: Factors affecting temperature rise on the external root surface during ultrasonic retrieval of intracanal separated files. J Endod, 34: 1089-1092, 2008.
26) Madarati AA, Hunter MJ, Dummer PM: Management of intracanal separated instruments. J Endod, 39: 569-581, 2013.
27) 横山敏秀：歯科医療訴訟における医療水準と根管治療の事例について．日歯内療誌，38：13-27，2017.

03 レッジへの対応

東京都・澤田デンタルオフィス　**澤田則宏**

根管形成中のアクシデント

根管形成中にはさまざまなアクシデントが起こる。穿孔やファイルの破折も大きなアクシデントの一つであるが、実はもっと重大なアクシデントが頻発している。それは「根管の逸脱」である（図1）。根管治療の目的は根管内の感染源を取り除くことであるが、そのためには根管に追従した根管形成を行うことが重要である。

根管系は非常に複雑であり、側枝や根尖分岐などの部分に、われわれが使用している器具は入らない。柔軟なニッケルチタン（Ni-Ti）製ファイルで根管形成したとしても、主根管の35％にはファイルが当たっていないことも報告されている[1]。さらに、前医が根管を逸脱した状態で根管形成した場合には、再根管治療（リトリートメント）の成功率が落ちる[2]ことから、根管治療中に自分で根管を逸脱するような根管形成をしてしまうと、その後はファイルの当たらない部分が増えてしまっていることは想像に難くない。根管形成中は細心の注意を払い、根管を逸脱しないようにすることが重要である。

根管を逸脱しないために

米国歯内療法学会（AAE）のGlossary of Endodontic Termsでは、レッジを「根管壁に形成された医原性の凹凸であり、そのために根尖へのファイル挿入が困難となる」と定義している。根管の彎曲が大きくなるとレッジが増えるという報告[3]もあり、彎曲以外のさまざまな要因もレッジ形成に関与すると思われるが、一言でいうなら、レッジを含めた根管の逸脱は無理な器具操作によるものである。ファイルにはそれぞれ特徴があり、柔軟性は器具によって異なる。ステンレススチール（SS）製ファイルの場合には、柔軟性を考慮し、必要に応じてプレカーブを付与して根管形成を行う必要がある。また、Ni-Ti製ファイルであっても、ファイルが太くなるほど柔軟性は失われていく。この柔軟性については、ファイルによって特徴が異なるので、自分が使うファイルの特徴をよく知っておくべきである。

手用SS製ファイルで根管形成する際に、上下動だけを行っていると、根管は直線化していく傾向がある。根管の上部でわざと根管を直線化したいのであれば、上下動も一つの選択肢である。しかし、根尖の微妙な彎曲の部分で上下動の動きを行うと、根尖では彎曲の外側が削れやすくなり、根管はどんどん直線化していくことになる。根尖の微妙な彎曲の部分では、「ターンアンドプル」の動きを多用し、根管の逸脱を防ぐように形成する（図2）。

レッジへの対応

「レッジを解消する方法を教えてほしい」という質問を受けるが、いったん作ってしまったレッジを解消することはできない。レッジを乗り越えて本来の根管を探り（ネゴシエーション）、根尖まで穿通することが「レッジへの対応」ということになる。レッジが大きければ穿通後もレッジは残っており、根管充填の際にはガッタパーチャポイントがレッジ部分で止まらず作業長まで入っているか、よく確認する必要がある。

「根管拡大中に削片を詰まらせてしまい、穿通し

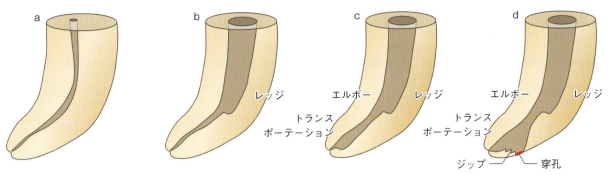

図❶　根管の逸脱。本来の根管（a）に不用意なファイル操作をしてしまうと、レッジ（b）、エルボーやトランスポーテーション（c）、そしてジップや穿孔（d）を生じてしまう

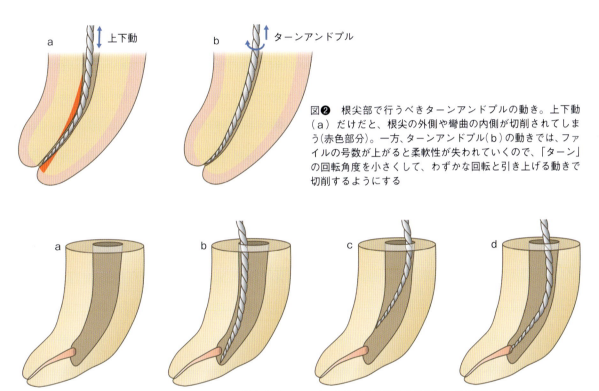

図❷　根尖部で行うべきターンアンドプルの動き。上下動（a）だけだと、根尖の外側や彎曲の内側が切削されてしまう（赤色部分）。一方、ターンアンドプル（b）の動きでは、ファイルの号数が上がると柔軟性が失われていくので、「ターン」の回転角度を小さくして、わずかな回転と引き上げる動きで切削するようにする

図❸　レッジへの対応。レッジを作ってしまった場合（a）、ファイルをそのまま挿入するとレッジの部分を探ってしまう（b）。本来の根管の彎曲を考え、プレカーブをつけたファイルの背を彎曲の反対側根管壁に当てるようにし（c）、根管を探っていく（d：ネゴシエーション）

なかった場合にはどうしたらよいか？」という質問も受けるが、穿通できなくなるほど削片を詰めることができるとは思えない。おそらくこの場合も、根尖の少し手前でレッジを作ってしまい、本来の根管にファイルが入らなくなっているのが原因だと思われる。

レッジの位置が根管上部であれば、本来の根管をマイクロスコープ下で探し、超音波チップなどを駆使してネゴシエーションすることは難しくない。しかし、レッジの位置が根尖部に近くなるほど、ネゴシエーションは難しくなっていく。本項では、レッジの位置が根尖1/3に位置することを想定して、その対処法[4～7]について筆者の行っている方法をまとめてみる。

レッジが形成されていた場合、太いファイルで根管を探ってしまうと、レッジを悪化させることになりかねない。その場合には、使用しているファイルの号数を落としていくことが重要である。

- 使っていた1つ下の号数、もしくは最初に使用していたファイルの号数（#10）まで戻って根管をネゴシエーションする
- #10ファイル先端にプレカーブをつけて、根管をネゴシエーションする（図3）
- 最初に使用していたファイルの号数（#10）でレッ

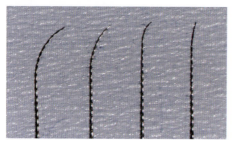

図❹ ファイルの先端にプレカーブを付与する。根管の大きさと彎曲の度合いにより、プレカーブの大きさを変化させる

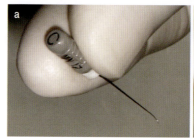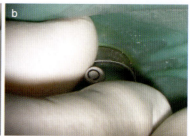

図❺ ファイルヘッドに印記された文字の方向にプレカーブをつける。本図の場合は「C」字に向けてプレカーブをつけている（a）。手用ファイルで根管内をネゴシエーションしていると、マイクロスコープ下でも指が邪魔になり、根管内は見えない。わずかに見えるファイルヘッドの向きから、根管のどの方向を探っているのかを確認する（b）

ジを乗り越えて本来の根管をネゴシエーションできなければ、#8や#6のファイルを使用することも考える

筆者は#8のファイルを最初に使用しているが、最初から#8のファイルを使用するとファイルを無駄に消費してしまうかもしれないので、まずは#10のファイルから使用することをお勧めする。

術前に撮影した正方線投影および偏心投影のデンタルX線写真をよく観察して、本来の根管の彎曲方向を考える。もし、術前のX線写真で彎曲の方向がわからないのであれば、この時点でCBCTを撮影するのもよい選択肢である。

根尖の彎曲の反対側根管壁に、プレカーブをつけたファイルの背を当てるようにする（図3）ことにより、プレカーブをつけた先端は根管内全周を探索するのではなく、彎曲の方向を効率よく探ることができ、ネゴシエーションの時間を短くしてくれる。また、ネゴシエーション中のファイルはわずかな回転と小さな上下動を行うことにより、根管の一定範囲をまんべんなく探るように動かすのもコツである。ファイルの先端に抵抗を感じたら少しだけ引き上げ、回転させて再び進める、という動きを丁寧に行う。回転操作だけ、もしくは上下動だけだと、同じところばかりを探ってしまい、時間を費やすだけではなく、新たなレッジを作ることになりかねない。

うまくレッジを乗り越え、本来の根管にネゴシエーションできない場合には、根管口からレッジの上部までを少し広げてみたり、ファイル先端のプレカーブを調整してみるのも一案である（図4）。筆者は、手用ファイルのヘッドについている数字やマークを目安にして、プレカーブを付与するようにしている（図5）。ラバーストップの刻みや出っ張りなどを目安にする方法もあるが、ネゴシエーション中にラバーストップが回転してしまうこともあるので、筆者はお勧めしない。

レッジを乗り越えて本来の根管にネゴシエーションする際には、SS製ファイルを使用する。Ni-Ti製ファイルは一部の製品を除き、ネゴシエーションに適したプレカーブをつけにくい。また、Ni-Ti製ファイル自体に柔軟性があるため、プレカーブをつけたとしても根管内で本来の根管を探すように動いてはくれず、むしろレッジのほうに誘導されやすいという特徴がある。使用するSS製ファイルの長さは、短めのほうがよい[6]。同じ番手のSS製ファイルでも、25mmよりも21mmのほうがコシがあり、手指の感覚も得やすく、根管を探るには適していると筆者は考えている。もちろん、患歯の歯根が長くてレッジの部位が根尖近くであれば、25mmのファイルを使用することもあるが、作業長に届くできるだけ短いファイルで本来の根管を探っていくほうがよい。

切削した削片が根尖から溢出してしまう可能性があるので、根管内をまめに洗浄しておくことも大切である。通常は次亜塩素酸ナトリウム溶液を使用するが、根管が石灰化により狭窄しているような症例ではEDTA溶液を使用することもある。EDTA溶液は、脱灰作用によってレッジを悪化させることもあるので、使用時にはより丁寧なファイル操作が必要となる。

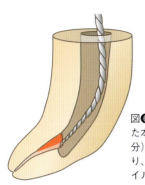

図❻ ネゴシエーションした本来の根管上部（赤色部分）を少し広げることにより、さらに太い号数のファイルが入りやすくなる

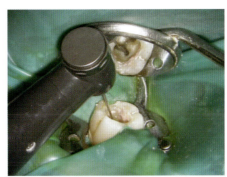

図❼ スーパーファイル（マニー）でOGPモードを使用すると、根管口部をマイクロスコープで確認しながらネゴシエーションすることが可能となる。従来、視野を妨げていた手指が入らなくなり、ミラー越しに根管内に挿入するファイルの向きを確認しながら、ネゴシエーションできる

　レッジを乗り越え、ファイルを本来の根管にネゴシエーションすることができたら、そのファイルを抜かないようにする。いったん抜いてしまうと、もう一度根管にファイルを入れるのは容易ではない。ネゴシエーションに成功したら、そのファイルを抜かないようにしながら根管を広げていき、次のファイルが入るぐらいまでそのファイルで根管拡大をする。ファイルはターンアンドプル（図2）で動かし、根管を逸脱しないように気をつける。このときわずかではあるが、根管内で上下動を行うと、ネゴシエーションした根管の入口上部を広げることができ、次のファイルを入れやすくなる（図6）。

　実際に行うとわかるが、このステップは非常に繊細なファイル操作を要求され、時間も費やすこととなる。前医がすでにレッジを作ってしまっている場合は仕方がないが、自分でレッジを作らないように最初から丁寧なファイル操作をしておくことも肝心である。

トライオートZX2による根管のネゴシエーション

　トライオートZX2（モリタ）には、OGPモードというネゴシエーションの動きが搭載されている。根管を探るために発案[8]された動きであり、従来の手用ファイルで行っていたネゴシエーションをエンジンで行うことが可能となっている。決して石灰化した根管をあけるものではなく、本来の根管があるにもかかわらず、ファイルを挿入するのに苦労するようなケースで効力を発揮する動きである。

　レッジへの対応として、手用SS製ファイルを用いてデリケートなファイル操作を行うのはたいへんであり、リトリートメントでも最も時間を要するステップの一つであることは前述のとおりである。SS製のスーパーファイル（マニー）をOGPモードで使用すると、マイクロスコープ下で根管口に入るファイルの向きを確認しながら、ネゴシエーションすることができる（図7）。マイクロスコープを使用していても、自分の手指が邪魔をしてしまい、結局手探りになり、時間を要していたステップを楽に行うことが可能となっている。

　また、新たな世代に入ったNi-Ti製ファイルHyFlex（COLTENE、東京歯科産業）を使用すると、Ni-Ti製ファイルにプレカーブをつけてレッジへの対応が可能となる症例も出てきた。基本は手用ファイルによる根管のネゴシエーションであるが、新しいエンジンやNi-Ti製ファイルを使用することにより、いままでより楽にレッジへの対応が可能となっている。

【参考文献】

1) Peters OA, Schonenberger K, Laib A: Effects of four Ni-Ti preparation techniques on root canal geometry assessed by micro computed tomography. Int Endod J, 34(3): 221-230, 2001.
2) Gorni FG, Gagliani MM: The outcome of endodontic retreatment: a 2-yr follow-up. J Endod, 30(1): 1-4, 2004.
3) Greene KJ, Krell KV: Clinical factors associated with ledged canals in maxillary and mandibular molars. Oral Surg Oral Med Oral Pathol, 70(4): 490-497, 1990.
4) Ruddle C: Nonsurgical endodontic retreatment. Cohen S, Burns R: Pathways of the pulp, 8th ed, Mosby, St. Louis, 2002: 875-929.
5) Gluskin A, Peters C, Wong R, Ruddle C: Retreatment of non-healing endodontic therapy and manegement fo mishaps. Ingle J, Bakland LK, Baumgartner JC: Ingle's Endodontics 6, PMPH-USA, State of North Carolina, 2008.
6) Jafarzadeh H, Abbott PV: Ledge formation: review of a great challenge in endodontics. J Endod, 33(10): 1155-1162, 2007.
7) Terauchi Y: Managing iatrogenic endodontic events. Hargreaves K, Berman L: Cohen's Pathways of the Pulp, 11th ed, Mosby, St. Louis, 2016: 722-755.
8) 澤田則宏, 的場一成：ネゴシエーションの新たな試み. 日本歯内療法学会雑誌, 38(2)：107-113, 2017.

04 パーフォレーション（穿孔）

The View Dental Specialty Center（ロサンゼルス開業）／日本大学松戸歯学部 客員教授　**清水藤太**

　歯内療法の処置中にしばしば起こる偶発症の一つがパーフォレーション（穿孔）である。パーフォレーションは治療のさまざまな局面で起こり得るため、これをカテゴライズすることは難しいが、本項では「パーフォレーションの発生部位」を基準に分類する。
　具体的には、以下の3つに分けて考える。
①歯冠部（歯頸部・髄床底含む）のパーフォレーション
②歯根中央部のパーフォレーション
③根尖部のパーフォレーション
　これらの各々の原因、予防、治療、予後について、概説を加える。

歯冠部（歯頸部・髄床底含む）のパーフォレーション

　歯冠部のパーフォレーションは、アクセス・プレパレーションや髄腔開拡時に発生する。

1．原因および予防

1）アクセス・プレパレーションの起始点の間違い

　歯髄腔は、解剖的歯冠の中央にある。したがって、アクセス・プレパレーションの起始点は、大臼歯および小臼歯であれば、咬合面中央から始めるべきであると筆者は考える（図1）。
　古典的なイングルの外形線に従えば、たとえば上顎大臼歯では斜走隆線を避けるように近心に偏位したアクセス外形線が提唱されている。それには相応の理由があるものの、近心を意識しすぎるあまり、近心壁にgouge（ガウジ：必要以上に歯質を掘り込んでしまうこと）や、パーフォレーションを頻発するおそれがある。加齢や深い修復物が入っていることに起因し、歯髄腔が近心ではなく、遠心・頰側・舌側に偏位しているような症例もある。しかし、そのような症例でも、咬合面中央から狙っていれば、歯髄腔を大幅に外すことはない（図2）。そのような点からも、筆者は「中央アクセス」をお勧めしたい。

2）バーの方向性の間違い

　これは前歯・小臼歯に頻発する。近遠心的・頰舌的に十分な歯質がないこれらの歯では、わずかなバーの方向性のズレが致命的なgougeやパーフォレーションを招いてしまう。
　これを予防するには、「歯全体の長軸方向」、「歯肉の歯根豊隆部」、そして「隣接歯を含めた全体像」をみながら、慎重に切削を進めて行くことが重要である。そのために筆者は、髄腔の一部が露出するまではラバーダムを装着しないようにしている。ラバーダムをかけてしまうと、当該歯の歯冠部しか見えなくなり、歯の長軸方向や隣接歯、歯肉の歯根豊隆部も見えなくなる。とくに、クラウンがすでに装着されているような歯では、クラウンの長軸方向が必ずしも歯根のそれと一致していない場合も多く、間違った方向へバーを進めてしまうことも起こり得る。

3）バーの種類

　髄腔のパーフォレーションに用いるバーは、術者個人が慣れたものを使えばよく、筆者は1557番のカーバイドバーを好んで使っている。ラウンドバーを勧める成書も多いが、筆者がラウンドバーを用いると、バーを進めていくうちに知らず知らずのうちに方向を間違えてしまうことがしばしばある。1557番のカーバイドバーはとくに側面において切削歯質との接触面が広い。それにより、バーが間違った方向に進む、すなわち傾いてくると、それが異なる振動

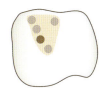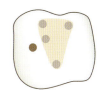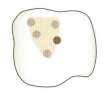

図❶ 成書が推奨する「近心に変位したアクセス起始点」は、根管群が近心に偏位している通常の症例（左）であればよいが、遠心に偏位している特異な症例（右）では髄腔を大幅に逸脱し、パーフォレーションやgougeなどが生じる原因となり得る

図❷ 根管群が近心に偏位している通常の症例（左）でも、遠心に偏位している特異な症例（右）でも、「咬合面中央を狙ったアクセス起始点」であれば、髄腔を大幅に外すことはない

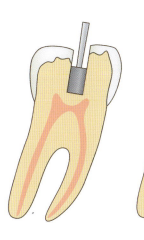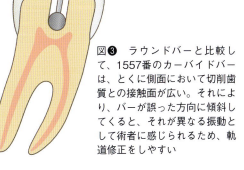

図❸ ラウンドバーと比較して、1557番のカーバイドバーは、とくに側面において切削歯質との接触面が広い。それにより、バーが誤った方向に傾斜してくると、それが異なる振動として術者に感じられるため、軌道修正をしやすい

として手に伝わってくるため、すぐに方向を修正できる（図3）。

その他、歯にマーカーにて長軸方向を直接描記し、それを参考にするのもよいと考えられる。

いずれにしても、髄腔開拡に際しては慎重な対応が望まれる。マイクロスコープを用いる際も、強拡大と弱拡大を使い分けて少しずつ掘り進め、その過程で疑問を感じたら即座にX線写真を撮影し、進行方向の確認と修正を図ることが重要である。

2．治療および予後

部位を問わず、パーフォレーションが起こると、ほとんどの場合で持続的な出血がみられる。他の偶発症と同様、パーフォレーションが起こった際には、できるだけそれを早期に認識することが肝要である。しかし、このパーフォレーションによる出血を「歯髄に達したことによる出血」と誤認し、さらにバーを進めることがしばしばあり、より被害を拡大させてしまう。

両者の鑑別診断としては、簡易的にはRoot ZX（モリタ）などの電気的根管長測定器（EMR）を装着した手用Kファイルを出血点に当てる方法がある。歯髄由来の出血ではEMRがごくわずかしか反応しないが、パーフォレーション由来の出血ではEMRが即座に最大限に振れることから確認できる。そして、確定診断は当該部にファイルを入れてX線写真を撮ることで得られる。

1）骨縁上のパーフォレーションの治療・予後

骨縁上・歯肉縁下のパーフォレーションの治療は比較的容易で、多くの場合、予後も良好である。髄腔内を次亜塩素酸ナトリウム水溶液で満たして十分な時間をかければ、パーフォレーション部からの止血は得られ、その後に一般的な築造材（グラスアイオノマー、コンポジットレジンなど）で築造する要領でパーフォレーション部を修復すればよい。その際、生体親和性よりもむしろ強度を重視するため、MTA（Mineral Trioxide Aggregate）などのバイオセラミック材料を使う必要はない。

2）骨縁下のパーフォレーションの治療・予後

骨縁下でパーフォレーションが起こると、予後は悪くなる。多くの場合、パーフォレーション部において膿瘍を形成し、歯肉に腫脹・サイナストラクトが生じる。また、歯肉の付着も喪失し、当該部に限局した深い歯周ポケットの形成も多くみられる

治療方法としては、意図的な矯正的挺出によって

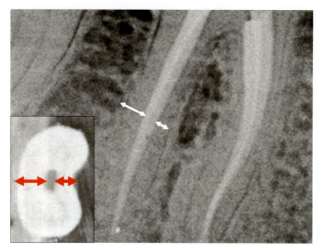

図❹ 複根管において、歯根中央部はこのような断面をしているので、根分岐部に面した側はX線写真で見えるよりも、実際の歯質はかなり薄い。したがって、この部位でのパーフォレーションは根分岐部側で起こりやすい

パーフォレーション部を骨縁上まで引き上げたり、クラウン・レングスニングなどの歯周外科を併用したりすることがある。しかし、これらの処置は必ずしも予後を期待できるわけではないのが現実であり、抜歯を勧めざるを得ない場合も多い。

保存的処置を行うのであれば、パーフォレーション部はMTAなどのバイオセラミック材料でリペアするが、しばしば外科処置を併用して歯肉弁を開け、歯根の内側と外側を直視する必要がある場合もある。パーフォレーション部を修復した後は支台築造を行い、歯質の補強に努める。

3）髄床底のパーフォレーションの治療・予後

髄床底のパーフォレーションは、バーの方向は正しいものの、深く削除しすぎた場合に起こる。前述したように、パーフォレーション部の修復は早ければ早いほど、そして大きさが小さければ小さいほど予後はよくなる。そのため、パーフォレーションを起こした場合、それを早期に認識できることが重要である。

修復に際しては、MTAなどのバイオセラミック材料を用いるが、パーフォレーション部が小さくて十分な止血が得られる場合は、MTAよりもグラスアイオノマーやコンポジットレジンなど、支台築造に用いられる通常の材料によって修復・封鎖したほうがよい場合もある。

この部位のパーフォレーションの修復は直視下でできることが多く、初期にただちに修復を行えば、一般的に予後はよいとされている。しかし、不幸にして適切な処置がなされず、パーフォレーション部が放置されたような場合は、しばらくすると根分岐部にX線透過像が生じ、軟組織も腫れてくることがある。そうなると予後は悪く、しばらく様子をみたうえで抜歯せざるを得ないこともある。したがって、早期発見・早期治療の重要性を強調したい。

歯根中央部のパーフォレーション

この部位でのパーフォレーションは、根管の機械的拡大・形成時、そして根管充填後のポスト形成時に起こる。

1．原因および予防

多根歯において、歯根管中央部は図4のような断面をしており、根分岐部に面した側はX線写真で見るよりも、歯質はかなり薄い。そのため、根管拡大の際に根管を同心円状に形成していくと、どうしても根分岐部側（Danger zone）においてパーフォレーションを起こしがちになる。

治療の際には、図4のようにできるだけ根分岐部から離れるようにSafety zoneに向けて拡大を進めるというAbou-RassのAnti-curvature filingを心がけなければならない（図5、6）。このAnti-Curvature filingは、根管の機械的拡大・形成において、最も重要なコンセプトである。それにもかかわらず、わが国においてはあまりに過小評価されている。その重要性は、強調してもしすぎることはないと肝に銘じるべきである。

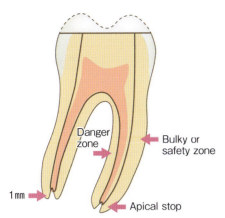

図❺ 複根歯において、根分岐部側はDanger zoneであり、その反対側はSafety zoneである。そのため、根管形成、とくにゲイツ使用時においては、Danger zoneに踏み込まないことが重要である（M. Abou-Rass：The anticurvature filing method to prepare the curved canal. JADA, 1980）

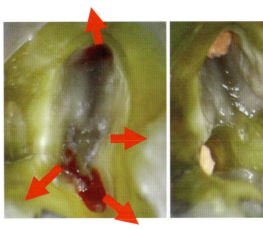

図❻ Anti-Curvature filingの術式

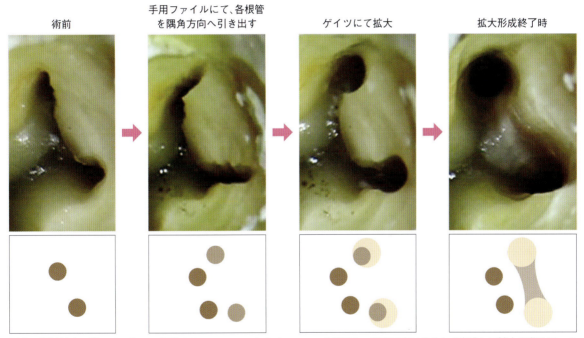

図❼ 根管拡大の際には、各々の根管のDanger zoneとSafety zoneを認識し、後者に向けることを意識して拡大を進めていく

■ 実際の臨床例

図7に、Anti-Curvature filingを意識して行った根管拡大の術前・術後の状態を示す。それぞれの根管にDanger zoneとSafety zoneを認識し、拡大の際にはSafety zoneへと根管口を引っ張るように、具体的には各根管をそれぞれの隅角方向へ引き出すように形成を行う。術前と術後を比べると、これだけ髄床底の地形図が変わっているのは、このAnti-Curvature filingを意識しているからである。

2．治療および予後

歯根中央部で起こるパーフォレーション、とくに機械的拡大・清掃時のDanger zoneにおけるパーフォレーションはストリッピングと呼ばれ、これが生じた場合は、一般に予後は非常によくない。

ストリッピングは、いったん生じてしまうと概してその大きさは拡大する傾向にあり、またこれが原因となって歯根破折が生じることも多い（図8〜11）。そして、ストリッピングの修復は、パーフォレーション部を直視できる歯冠部と比べてきわめて難しく、抜歯に至ることも多い。

1）非外科的修復

MTAなどの生体親和性の高い材料を使い、根管

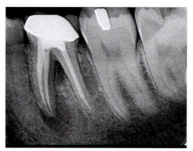
図❽　歯根中央部でのストリッピングを歯根切除によって修復した症例。術前

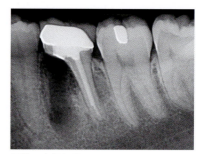
図❾　歯根切除

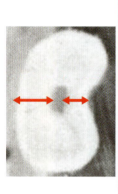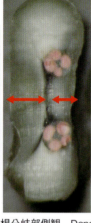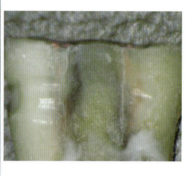
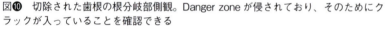
図❿　切除された歯根の根分岐部側観。Danger zone が侵されており、そのためにクラックが入っていることを確認できる

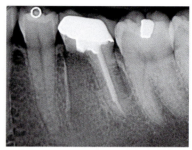
図⓫　術後（GBR 済み）

内からパーフォレーション部を修復する。しかし、それにはまず出血をコントロールしなければならず、それが難しい場合も多い。さらに、歯根管中央部のパーフォレーションを修復しつつ、根尖に至るグライドパスを確保しなければならないというジレンマを克服する必要がある。したがって、一般にこの修復はかなり難易度が高い。当然ながら、マイクロスコープによる強拡大・強照明の助けがなければ、暗くて狭い歯根管中央部のパーフォレーションの修復は不可能である。

2）外科的修復

外科的修復は、外科によってパーフォレーションを根分岐部側から修復しようと試みるものである。根分岐部というアクセスが非常に悪い環境に、さらに内側の陥凹部の修復というハードルが加わるため、一般的には非常に難しい。

その他の外科的オプションとしては、ヘミセクションや、図 8～11 で示したように根切除（ルート・アンプテーション）がある。これらは外科的侵襲は大きいものの、「パーフォレーションに由来する炎症・感染の徹底除去」という目的は確実に達せられる。しかし、もちろん当該歯は 1 根を失うことになり、残された歯根が今後どれだけ長期にもちこたえられるかという問題もある。

いずれにせよ、残念ながら予後は悪く、それだけに歯根中央部ではパーフォレーションが起こらないように、根管拡大の際には Anti-Curvature filing を意識して形成を行うことが非常に重要である。

根尖部のパーフォレーション

1．原因

根尖部のパーフォレーションは、根尖に微妙な彎曲があるにもかかわらず、大きな番手のステンレススチール製手用ファイルを不用意に使うことによって発生する。

2．予防

1）正しい作業長の確定と術中の再確認

根管の穿通性（Patency）が得られ、歯冠側 2/3 に適切なフレア（Coronal Flare）を形成できたら、すみやかに作業長を確定させ、これを越えないよう

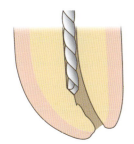
図⓬ 柔軟性のない手用ファイル（25番以上のステンレススチール製Kファイルなど）を用いた場合の偶発症（トランスポーテーション）

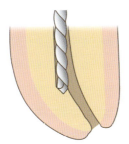
図⓭ トランスポーテーションが起こっているにもかかわらず、ファイルを進めることによってレッジが形成される。これが形成されると、本来の根管の彎曲に追随することは難しくなる

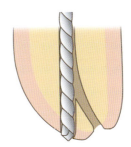
図⓮ レッジが形成されたためにファイルは直線的に進まざるを得なくなり、その結果としてパーフォレーションが起こる

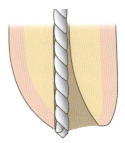
図⓯ レッジを形成せずに根管拡大が進むも、番手が大きくなるにつれてファイルの柔軟性がなくなるため、根尖孔が徐々に本来の位置からずれてしまって、ジッノが形成される

にする。しかし、作業長は拡大の番手が上がるに従ってわずかに短くなる傾向にある。そのため、筆者はEMRを頻繁に用いて根管長のモニタリングをすることを心がけている。

2）大きな番手の手用ファイルを用いない

25番以上の手用ファイルを根管に使用する際は、つねに危険を伴うことを認識しなければならない。根尖にはデリケートな彎曲が存在する。そういった彎曲に追随できる手用ファイルは8〜20番までで、25番以上のファイルはこの微妙な彎曲を破壊・直線化する可能性が非常に高くなると、複数の文献（Eldeeb&Boraas, Int Endod J, 1985、Esposito & Cunningham, JOE, 1995）および成書（Endodontics Principles and Practice, 4th ed）で注意喚起されている。したがって、25番以上の根管形成はニッケルチタン（Ni-Ti）製ファイルで行うべきであり、これを贅沢品ではなく、必需品であるという認識をもつべきである。

3．治療

根尖におけるパーフォレーションは、それが即抜歯になるような重篤な合併症となることはあまりない。しかし、「治療が終わったのに、いつまで経っても疼く感じが治らない」という歯内療法後にしばしば起こる不快症状の原因となり得る。このような症例では、本来の根尖孔とは違った位置ですでにいわゆる人工根尖孔を生じており（図12〜15）、再治療（リトリートメント）を繰り返しても、かえって症状を増悪させてしまう場合がほとんどである。そのようなケースでは、外科的処置によって歯根端を切除することがほぼ唯一の解決法である。幸いなことに、この歯根端切除術によって、多くの症例で寛解を期待できる。

多くの偶発症は、診断、症例選択、治療計画の基本をしっかり押さえれば、避けられるはずである。それでも、「忘れたころにやってくる」のが偶発症である。

医科・歯科問わず、医療処置全般にいえる偶発症への心得を以下に列挙する。

① 治療を行う際、どんな偶発症が起こり得るかを把握している。
② 起こり得る偶発症について、どんな原因・要因でそれが起こるのかを知っている。
③ 偶発症が起こってしまった場合、それを早期に認識できる知識がある。
④ 偶発症の発生を早期に認識した後、それからどのような処置を施すべきかの知識がある。
⑤ 起こり得る偶発症を基準にして各症例の難易度を判定し、術者の力量がそれに叶っているかを適切に判断できる。

本項では、読者諸兄がパーフォレーションについて知識を整理・確認に資するよう、わかりやすい記述に努めた。きわめて狭小で微妙な彎曲をもつ根管を相手にする歯内療法という処置においては、歯科治療のなかでもとくにあらゆる局面で慎重かつ思慮深い施術や判断が重要であると最後に強調しつつ、筆を置きたい。

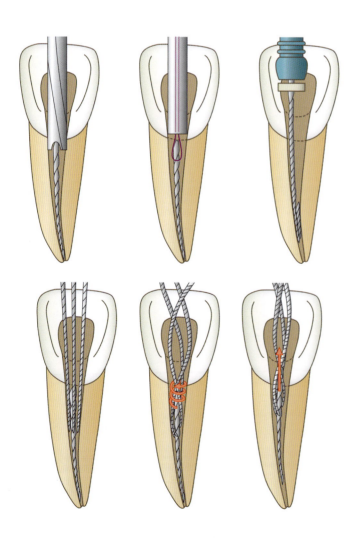

MUST OF
RETREATMENT

5章

根管充塡と築造

---

01 CWCT（垂直加圧根管充塡法）
三橋 晃

02 コアキャリア法
北村和夫

03 MTAの開発理念
寺内吉継

04 結合性シーラー
鷲尾絢子　北村知昭

05 支台築造の選択基準
阿南 壽

5章 根管充塡と築造

01 CWCT（垂直加圧根管充塡法）

神奈川県・鎌倉デンタルクリニック　三橋 晃

　根管拡大は手用ファイルやニッケルチタン（Ni-Ti）製ファイルなどを使用する機械的拡大を第一に行うが、Petersらの有名な論文でも、根管壁の38％以上にそのファイルがまったく触れていないという報告がある[1]。同心円状のムーブメントを基本とするメカニカルファイリングでは、根管径が円形ならまだしも楕円形であったり、また、樋状根管やイスムス、フィンが存在する複雑な根管系では、たとえ意識的にあらゆる方向へ動かしたとしても、根管内すべての壁面を完全にきれいにすることは不可能である。そこでわれわれ臨床家は、化学・機械的清掃法として超音波を併用した次亜塩素酸ナトリウムによる根管洗浄を遂行し、複雑な根管系に対しても可及的～徹底的レベルまで、無菌的環境を作るべく日々努力している。

　根管治療の流れとしては、根管拡大（Shape）や洗浄消毒（Clean）の最後に根管充塡（Pack）が行われる。根管充塡は、根管内の細菌による感染源の除去をラバーダムなどの無菌的環境下で徹底的に遂行してきた最後を飾るフィナーレなのである。感染源の除去が役割である根管拡大や洗浄・消毒に対し、根管充塡は再感染を防ぐという重要なパートである。

　歯学教育の実習などでは、わが国だけでなく、世界的に卒前教育で実施、指導されている安全で的確な方法として、側方加圧根管充塡法がある。米国では、全米大学の89.6％で本法を教育のなかで選択しているとの報告もある[2]。本項では、比較的適応範囲が広く、緊密な根管充塡が期待される垂直加圧根管充塡法のうち、CWCT（Continuous Wave Condensation Technique）を紹介する。

垂直加圧根管充塡法の利点

　垂直加圧根管充塡法は、根管側枝やイスムス、フィン、内部吸収歯、近遠心的に極度の圧平根管など、側方加圧根管充塡法では対応が困難な領域を緊密に充塡することができる。

　日本人を含むアジア系人種の7̄は約30％が樋状根（C-shaped Root）といわれており[3～5]、これらの症例でも垂直加圧根管充塡法は有用とされている。根管系の複雑な形態に対応でき、緊密性が高い根管充塡が可能である。

　多様性をもつ複雑な根管や根尖孔の形態には、熱可塑化の恩恵を受ける垂直加圧根管充塡法はとても有利である。

垂直加圧根管充塡法の欠点

　側方加圧根管充塡法と比較して、充塡材の到達度のコントロールがやや難しく、オーバーな根管充塡になりやすいことが指摘されている。充塡時の加熱が歯根膜を傷害する可能性もあり、その応用には熟練を要する。

オーバー根管充塡は悪!?

　Swartzらは、West Virginia大学での1959～1979年までの20年という長期にわたる根管充塡後の予後を1,770根管／1,007症例で検討し、その成功率を評価した[6]。その結果は1,770根管で、89.66％（1,007症例で87.79％）の成功率であった。彼らの分析によると、下顎大臼歯は他の歯と比較して低い成功率であり、これはすでにシルバーポイントで根管処置

がされていて、根尖孔が損傷されているケースが多く、その結果、再治療がオーバーになりやすかったためであると考察されている。

　有意に長期予後の成功率を下げる要因として、彼らは、術前より存在する根尖病変や術後の不適切な補綴処置、そしてオーバー根管充塡を挙げ、とくにオーバー根管充塡ではアンダー根管充塡の約4.5倍、フラッシュ根管充塡の約3.5倍、失敗率が高かったと報告している。

垂直加圧根管充塡法は側方加圧根管充塡法より優れている？

　世界で広く卒前教育として指導されている側方加圧根管充塡法と垂直加圧根管充塡法の優劣については、長い間多くの論文によって論議されてきた。まずは、垂直加圧根管充塡法のほうが優れているとする論文を2つ挙げる。

　Jacobsonらは、垂直加圧根管充塡法（コンティニュアス・ウェーブ）と側方加圧根管充塡法で細菌のコロナルリーケージ（歯冠側からの漏洩）を評価した[7]。10mm漏洩するのに側方加圧根管充塡法では2日間（平均9.9日）で漏洩してしまうのに対し、垂直加圧根管充塡法では7日間（平均19.8日）、漏洩を生じなかったことから、垂直加圧根管充塡法のほうが側方加圧根管充塡法より歯冠側からの細菌の侵入を防げると報告されている。

　また、Pommelらは、Fluid filtration（流体濾過装置）を用いた微小漏洩試験でも、同じように側方加圧根管充塡法と垂直加圧根管充塡法を含むさまざまな根管充塡法を評価した[8]。24時間後では、シングルポイント根管充塡法に最も漏洩がみられ、引き続き1ヵ月後には、シングルポイント根管充塡、側方加圧根管充塡法の順で漏洩がみられ、垂直加圧根管充塡法が最も成績がよかった。

　次に、側方加圧根管充塡法と垂直加圧根管充塡法の成績は同等であるとする論文であるが、Carratùらは実験群を2群に分け、グループ1はRuddleによる「Early Coronal-Enlargement Technique」、グループ2はWeineによる「Step-Back Technique」の異なる根管充塡法によるBacteriaとEndotoxinsの漏洩試験を行った。その結果、31日後のEndotoxins漏洩はどちらの群にも見られず、13～37日間でのBacteria漏洩はどちらの群にも見られ、結果は同程度であったと報告している[9]。

垂直加圧根管充塡法と側方加圧根管充塡法の論争の決着

　信頼度の高いメタアナリシス分析を行ったPengらは、術後疼痛の有無や長期的な予後、根管充塡の質において、側方加圧根管充塡法と垂直加圧根管充塡法の間に有意な差は認められなかったと報告している[10]。また、この論文中にも垂直加圧根管充塡法は側方加圧根管充塡法と比較してオーバー根管充塡が多く生じたことを報告しており、技術的な配慮が必要であることが示唆されている。

それでも垂直加圧根管充塡法をマスターしておく意義

　冒頭でも述べたように、根管は非常に複雑な形態をしていて、教科書や実習書に掲載されているような単純根管は少ない。実際には、根管側枝やイスムス、フィンをもち、時には内部吸収や近遠心的な圧平根管など、側方加圧根管充塡法では緊密に充塡できない多くのケースに、垂直加圧根管充塡法ならば対応することが可能である。

　前述のように、アジア系人種の $\overline{7}$ は約30％が樋状根といわれているが、日本人で検討したSuzukiらの報告では、$\overline{7}$ の樋状根の出現率は、男性で40％弱、女性で50％強と高い数値になっており[11]、想像以上に垂直加圧根管充塡法の出番は多いように思われる。また、垂直加圧根管充塡法では根管充塡時のシーラーの厚みを薄くできるため、多量のシーラーを使用する側方加圧根管充塡法と比較して、均一かつ緊密に充塡することができ、また、不慮の事象によりシーラーが溶解した際には、その絶対的量の少ないほうが歯冠側からの漏洩防止において極端に有利である。

CWCTとは？

　1996年に、Buchananにより考案された根管充塡法である。煩雑なSchilderの垂直加圧根管充塡法をガッタパーチャ加熱装置（System B）とガッタパーチャ充塡装置（オブチュラⅡ）を併用し、短時間で簡単に行えるように改善した。

表❶ 米国歯内療法専門医が選択する根管充填法。赤字は垂直加圧根管充填法。複数回答可（参考文献12）より引用改変）

根管充填法の種類	回答率
側方加圧根管充填法	43.6%
コンティニュアス・ウェーブ	48.2%
シルダー法	20.2%
シングルポイント充填	3.2%
キャリアベース	6.5%

表❷ 米国GPが選択する根管充填法。赤字は垂直加圧根管充填法。複数回答不可（参考文献13）より引用改変）

根管充填法の種類	回答率
側方加圧根管充填法	40%
キャリアベース	19%
ウォームラテラル充填	12%
シルダー法	9%
サーモメカニカルコンパクション	8%
コンティニュアス・ウェーブ	6%
その他	6%

　近年、わが国でも多くのメーカーからこれらの機器が発売され、飛躍的に普及してきている。加熱軟化したガッタパーチャを垂直方向に加圧し、側枝や根尖分岐を含む根管系を充填していく。プラガー形態をした先端チップをガッタパーチャ加熱装置に装着し、マスターコーンを加熱しながら根尖部を充填する「ダウンパック」を行った後、根管口まで空いたスペースに、ガッタパーチャ充填装置で加熱した流動性ガッタパーチャを流し込み充填する「バックフィル」を行う、2段階からなる根管充填法である（術式については後述）。

米国歯内療法専門医が選択する根管充填法とは？

　Leeらが2009年に米国歯内療法専門医636名にアンケートをとった結果（回答率は35％の232名）[12]、複数回答可ではあるものの、コンティニュアス・ウェーブが最も頻用されている根管充填方法であった。筆者は、CWCTとほぼ同率で側方加圧根管充填法が行われていることにも注目したい。つまり、米国の歯内療法専門医はCWCTを主軸とし、症例によって側方加圧根管充填法など、他種類の根管充填法も応用していると考察される（表1）。

　専門医の存在する米国でも、68％の根管治療は一般開業医（GP）の手によって行われている。GPによる根管充填法については、2007年にGP2,000名へのメールを用いたアンケート（回答率は24％の479名。複数回答不可）が報告されており、GPの40％が側方加圧根管充填法を行っていたが、42％がテクニックこそさまざまであるが、垂直加圧根管充填法を選択する結果となった。そのうち、CWCTは6％とやや少ない印象であった（表2）[13]。

現在、わが国で購入できるCWCT用機器

　現在、わが国でもガッタパーチャ加熱装置（電熱式根管プラガー）とガッタパーチャ充填装置（歯科根管充填材料電気加熱注入器）が各社から上市され、コンティニュアス・ウェーブ法のような加熱垂直加圧充填が可能となっている。これらの装置がないと、当然CWCTは行えない。現在、わが国で購入可能な各種機器を表3に示す。

CWCTの適応・非適応症例

　CWCTの適応範囲は広いので、ほぼルーティンで使用可能である。とくに樋状根管やイスマス、フィンなどの変則的な根管や内部吸収歯には、非常に有効である。反して、根管の長い症例では、装置のチップやニードルが根尖近くの期待したところにまで到達不可能なため、適応ではない。また、根尖がラッパ状に開いている根未完成歯や、以前の治療によって根尖部が著しく破壊されている症例では、根尖部に根管充填材を圧着適合させることが不可能なため、これも非適応症例となる。

How to CWCT

　CWCTの術式を解説する。なお、文中の下線はポイントを示している。

1．試適と根管充填前準備

①マスターコーンを試適する（WL：作業長）。最終拡大形成したファイルと同サイズ、同テーパーのガッタパーチャを選択する。根尖部でガッタパ

表❸ わが国で購入可能なCWCT用各種機器

メーカー	電熱式根管プラガー	歯科根管充填材料電気加熱注入器
ペントロンジャパン	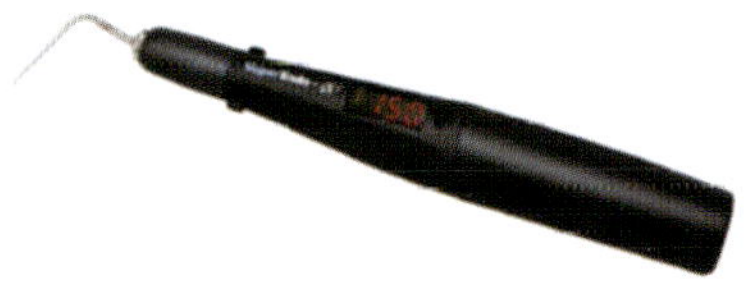 スーパーエンドアルファ2	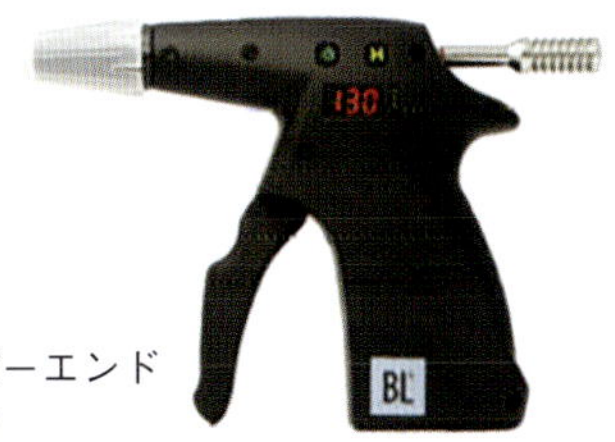 スーパーエンドベータ
ヨシダ	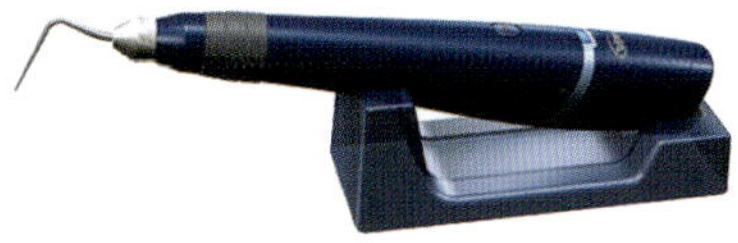 システムB コードレス パック	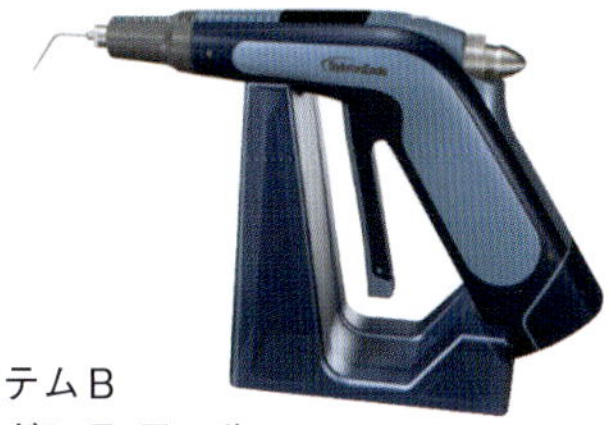 システムB コードレス フィル
モリタ	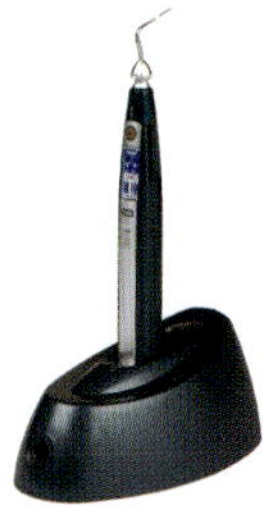 ダイアペン*	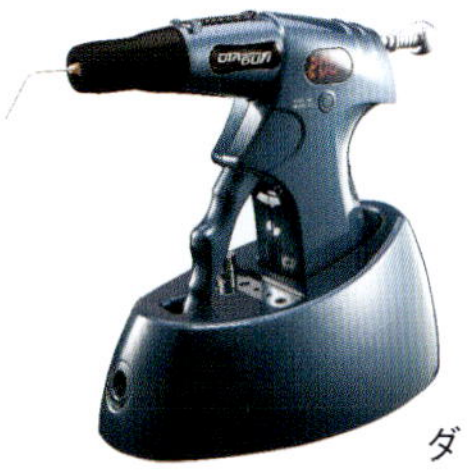 ダイアガン
ジーシー	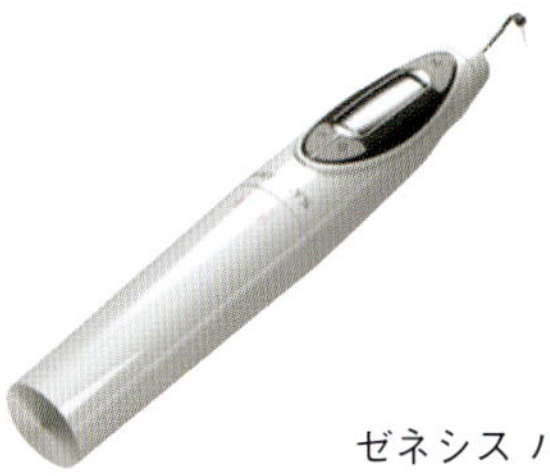 ゼネシス パック	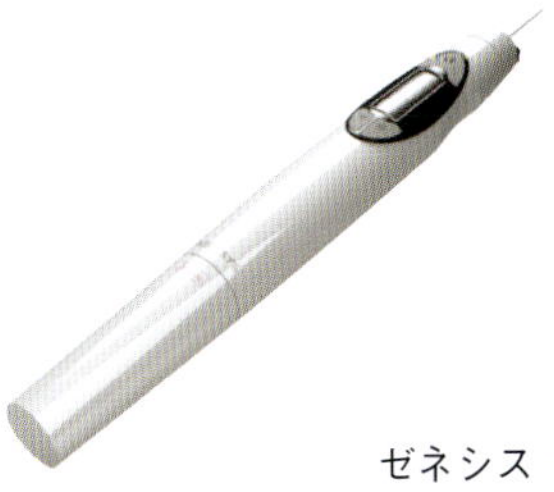 ゼネシス フィル

＊ダイアペン（モリタ）は2018年3月31日現在販売停止中

ーチャと根管壁が緊密に適合し、タグバックを感じなければならないので、場合によってはガッタパーチャ先端を切断して調整を行う（図1a、b）。
②ヒートプラガー、ニードルチップ、コンデンサーの試適（WL－3〜－4mmを目安）。その先端チップをWL－3〜－4mmにまで挿入できるかを確認する。できなければ、拡大形成のステップに戻り、再度検討する（図2a〜d）。
③根管の最終洗浄と乾燥とシーラーの塗布。最終的な根管洗浄はEDTA（エチレンジアミン四酢酸）を用い、根管内に1〜2分貯留、あるいは洗浄を行うことで、側枝や根尖分枝の入口が開き、より広範囲への根管充填が期待される。

　コンデンサーやレンツロ、ファイルなどを使用して根管内にシーラーを塗布し、マスターコーンを挿入していく（図3）。

2．ダウンパック

①ガッタパーチャ加熱装置のヒートプラガー（太）を使用し、根管口部分でマスターコーンを切断する。そして、すぐにコンデンサーの太いほうで圧接する（図4a、b）。
②ヒートプラガーの先端を（細）に変え、ストッパーを作業長－3〜4mmの位置に固定しておく。根管口のガッタパーチャ切断面にヒートプラガーを

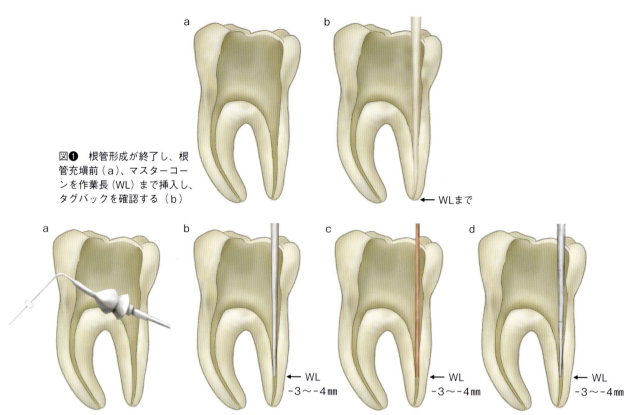

図❶ 根管形成が終了し、根管充塡前（a）、マスターコーンを作業長（WL）まで挿入し、タグバックを確認する（b）

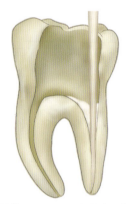
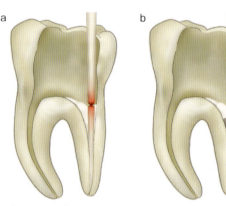
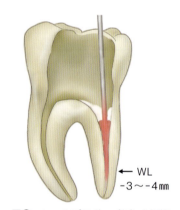

図❷ 電熱式根管プラガーの先端であるヒートプラガー（細）をWL－3～－4mmまで挿入可能か試適し、ストッパーを調整する（a、b）。歯科根管充塡材料電気加熱注入器の先端であるニードル（c）、プラガーの先端（d）も同様に、WL－3～－4mmまで挿入できるかを確認する

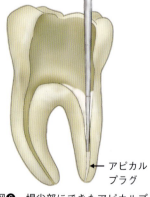

図❸ シーラーを根管内に塗布した後で、マスターコーンをWLまで挿入する

図❹ ヒートプラガー（太）でガッタパーチャを根管口で切断し（a）、径が適切なサイズのプラガーで根尖方向へ圧接する

図❺ ヒートプラガー（細）を根管口からゆっくりと根尖方向へ進ませ、WL－3～－4mmの位置で停止させて根管上部のガッタパーチャを除去する

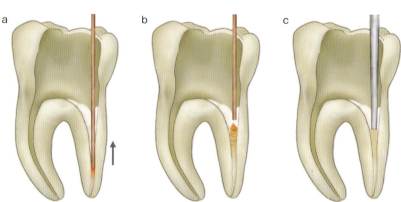

図❻ 根尖部にできたアピカルプラグをマイクロスコープなどで観察し、径の合った細いプラガーで根尖方向へ緊密に圧接する

図❼ ニードルの先端をアピカルプラグ上に置き（a）、軟化したガッタパーチャを数回に分けて塡入する（b）。すぐにプラガーで根尖方向への圧接を行う（c）

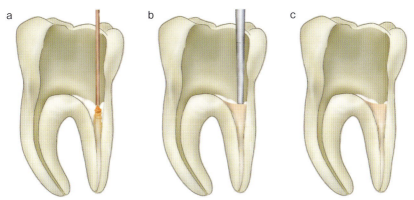

図❽a〜c　根管口まで軟化したガッタパーチャを填入し、プラガーでただちに圧接することを繰り返す

置き、スイッチを押しながら（ON）ストッパーの位置まで沈めていく。ストッパーの位置まで到達したら、スイッチを離した（OFF）状態で10秒ほど根尖方向へ持続的に加圧する。このまま引き抜くと、チップと同時に根尖部のガッタパーチャが抜けてくることがあるので、一瞬スイッチをONにして先端チップを加熱したまま、チップを左右に揺らしながら引き上げると、根管上部の余剰なガッタパーチャだけが取れてくる（図5）。

③すぐに根尖部のガッタパーチャをコンデンサー（細）で圧接し、マイクロスコープなどでアピカルプラグ形成を確認する（図6）。

3．バックフィル

①コンデンサーにて根管上部にシーラーを再度塗布してから、ガッタパーチャ充填装置のニードルの先端をアピカルプラグに接地させ、数秒待ってからトリガーをゆっくり引きながら軟化ガッタパーチャを充填し、コンデンサーで根尖方向に圧接する（図7a〜c）。

②再度充填と圧接を根管口まで繰り返す（図8a〜c）。

本項では、CWCTの背景から実際の術式までを解説した。CWCTを実践するには、比較的高価な機器に初期投資しなければならないため、コストのハードルは高い。さらに、大学の基礎実習で習得した側方加圧根管充填法と比較してテクニックセンシティブな手法であるため、患者実践の前に模型や抜去歯で十分に練習する必要がある。

新しいシステムや機器、材料を取り入れる際にはつねに初心に立ち返り、自分がルーティンに行ってきた手法と比較、評価を行いながら新しいメソッドを習得し、患者への応用を検討して臨床を進めていく。決していきなり患者へ応用し、患者の利益を損なってはならない。

CWCTをマスターすることで根管充填の応用範囲が広がり、効率よく緊密で臨床成績が向上するこの手技を身につけられれば、日々の臨床で重宝するであろう。

【参考文献】
1) Peters OA, Schönenberger K, Laib A: Effects of four Ni-Ti preparation techniques on root canal geometry assessed by micro computed tomography. Int Endod J, 34(3): 221-230, 2001.
2) Cailleteau JG, Mullaney TP: Prevalence of teaching apical patency and various instrumentation and obturation techniques in United States dental schools. J Endod, 23(6): 394-396, 1997.
3) Jafarzadeh H, Wu YN: The C-shaped root canal configuration: a review. J Endod, 33(5): 517-523, 2007.
4) Seo MS, Park DS: C-shaped root canals of mandibular second molars in a Korean population:clinical observation and in vitro analysis. Int Endod J, 37: 139-144, 2004.
5) Weine FS: The C-shaped mandibular second molar: Incidence and other considerations. J Endod, 24: 372-375, 1998.
6) Swartz DB, Skidmore AE, Griffin JA Jr: Twenty years of endodontic success and failure. J Endod, 9(5): 198-202, 1983.
7) Jacobson HL, Xia T, Baumgartner JC, Marshall JG, Beeler WJ: Microbial leakage evaluation of the continuous wave of condensation. J Endod, 28(4): 269-271, 2002.
8) Pommel L, Camps J: In vitro apical leakage of system B compared with other filling techniques. J Endod, 27(7): 449-451, 2001.
9) Carratù P, Amato M, Riccitiello F, Rengo S: Evaluation of leakage of bacteria and endotoxins in teeth treated endodontically by two different techniques. J Endod, 28(4): 272-275, 2002.
10) Peng L1, Ye L, Tan H, Zhou X: Outcome of root canal obturation by warm gutta-percha versus cold lateral condensation: a meta-analysis. J Endod, 33(2): 106-109, 2007.
11) Suzuki M, Tsujimoto Y, Kondo S: Morphological variations of the root canal systems in C-shaped roots of mandibular second molar in a Japanese population. Int J Oral-Med Sci, 13: 81-88, 2015.
12) Lee M, Winkler J, Hartwell G, Stewart J, Caine R: Current trends in endodontic practice: emergency treatments and technological armamentarium. J Endod, 35(1): 35-39, 2009.
13) Savani GM, Sabbah W, Sedgley CM, Whitten B: Current trends in endodontic treatment by general dental practitioners: report of a United States national survey. J Endod, 40(5): 618-624, 2014.

5章 根管充塡と築造

MUST OF RETREATMENT III

02 コアキャリア法

日本歯科大学附属病院　総合診療科　**北村和夫**

現在の根管充塡の目的

現在、根管充塡には大きく分けて2つの目的がある。1つ目は、従来からいわれている「根管の機械的・化学清掃拡大」により、無菌化した根管を再感染させないように封鎖することである。

しかし、実際には根管内の完全な無菌化（細菌をゼロにすること）は難しい。ブドウ球菌やレンサ球菌などの代表的な細菌の直径が0.8〜1.0μmであるのに対し、象牙細管の直径は0.8〜2.2μmである。細菌は根管から300μmほど象牙細管内へ侵入する[1]。すなわち、機械的・化学的清掃拡大を施しても、取り除けない細菌が根管内に残存する。この除去しきれなかった細菌を根管内にentomb（埋葬）[2,3]し、不活性化して再活動を防止することが、最近注目されている2つ目の目的である[4,5]。

ガッタパーチャ

ガッタパーチャは古くから歯科領域で用いられ、1867年にBowmanが根管充塡材への応用を紹介している。ガッタパーチャには熱容量の異なるα型とβ型の2つの結晶型がある。樹木から採取されたままのものはα型で（**図1**）、それを65℃以上に加熱すると非結晶性になり、時間をかけて徐々に冷却するとα型に再結晶化し、普通に冷却するとβ型となる[6]。天然ゴムのポリマーを構成する1-4シスポリイソプレンは非結晶性であるが、ガッタパーチャは1-4トランスポリイソプレンを主体とし、60％が結晶化しているため、天然ゴムよりも硬く弾性が小さいのが特徴である[7]。近年、国内でも販売されているガッタコアピンク（デンツプライシロナ、**図2左**）は、新開発の架橋結合した（クロスリンク）ガッタパーチャをキャリアに使用している（**図2右**）。この新開発のガッタパーチャはα型でもβ型でもなく、サーマプレップ2［専用加熱装置（デンツプライシロナ）］（**図3**）で加熱しても溶けない、いままでにない新しいガッタパーチャである。

ガッタパーチャはゴム類似物質であるため、経時的に劣化を起こし、体積が20〜30％縮小する可能性がある[8]。根管充塡されたガッタパーチャは条件によって劣化し、体積が収縮して封鎖性が低下すると、再感染を起こす可能性がある。再根管治療（リトリートメント）時に、根管から除去したガッタパーチャが硬く脆くなっているのを歯科医師ならば誰もが経験するが、これは根管の再感染を示している。

しかし、このような欠点を有するガッタパーチャにとって代わる根管充塡材はなく、現在でも根管充塡材の主流はガッタパーチャである。ガッタパーチャには、おもに側方加圧充塡法に用いるポイントタイプと、インジェクション法に用いられるペレットタイプがある（**図4**）。また、ガッタパーチャポイントにはAmerican National Standards Institute（ANSI）によって規定されたマスターポイントとア

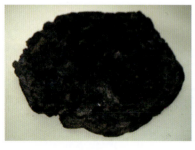

図❶　ガッタパーチャ。樹木からとれたもので、歯科で使用するガッタパーチャポイントなどに加工する前のもの

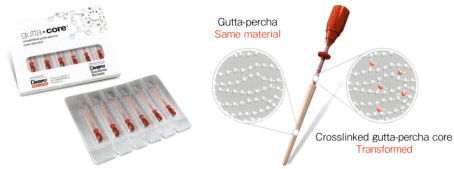

図❷ 左：ガッタコアピンク（デンツプライシロナ）。右：コア部分は架橋結合したガッタパーチャで硬度があり、熱に強い。コア周囲は、架橋結合していないα型ガッタパーチャで加熱すると軟化する

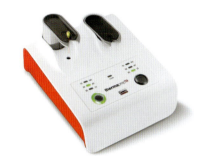

図❸ 専用加熱装置・サーマプレップ2（デンツプライシロナ）

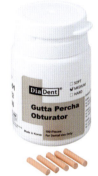

図❹ ペレットタイプのガッタパーチャ。シリンジ内に導入し、加熱軟化して充填する

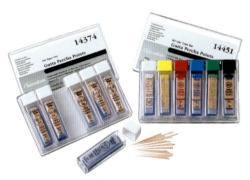

図❺ マスターポイントとアクセサリーポイント

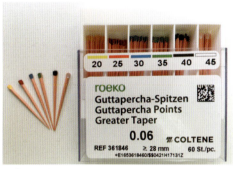

図❻ 規格外のNi-Ti製ロータリーファイルの形態に合わせたガッタパーチャポイント

クセサリーポイントがある（図5）。

近年、各種のニッケルチタン（Ni-Ti）製ロータリーファイルに合わせたテーパーの大きな規格外のポイントがあり（図6）、シーラーの進化も伴ってそれらのポイント1本で根管充填するマッチドコーンテクニックも普及し始めている。

コアキャリア法

コアキャリア法とは、ガッタパーチャを細い棒状のキャリアに巻き付けたものを、キャリアごと根管に充填する方法で、Carrier based obturationとも呼ばれている[9]。最もポピュラーな方法としては、サーマフィル法がある。

サーマフィル法

コアキャリア法に分類されるサーマフィル法は、1978年にα型ガッタパーチャの研究を行っていたJohnsonによって開発され[10]、1989年にThermafilとして製品化された。当初はキャリアがメタルであったが、1992年に生体親和性のよいポリスルフォン製のキャリアが採用され、その後の普及に繋がった。

サーマフィル法は、ファイル様のポリスルフォン製キャリア（芯棒）にα型ガッタパーチャを付着させたサーマフィル（デンツプライシロナ、図7a）と呼ばれる器具を用いて行う垂直加圧充填法の一つである（図7b）[11]。

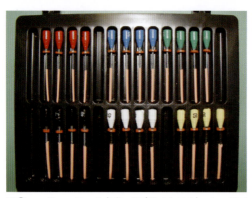

図⑦a サーマフィル（デンツプライシロナ）。キャリア一体型のガッタパーチャポイントで、先端径はISO規格に準じ、ハンドルはISOカラーコード化されている

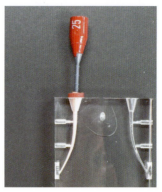

図⑦b サーマフィル法で根管充填した透明根管模型。側枝までガッタパーチャが充填されている

まず、拡大形成後の根管にベリファイヤ（デンツプライシロナ、図8a）と呼ばれる手用ファイルに類似したNi-Ti製器具を挿入し、拡大形成後の根管の先端径とテーパーを確認する（図8b）。サイズを確認したベリファイヤと同じサイズの根管に適合するサーマフィルを選択し、次亜塩素酸ナトリウム溶液で滅菌、シリコーンストッパーを作業長に合わせて使用する。根管内にシーラーを塗布した後、サーマプレップ2でガッタパーチャを軟化したサーマフィルを作業長までゆっくり挿入する（図8c、d）。挿入速度が速すぎるとキャリアが途中で曲がり、ガッタパーチャが根尖まで到達しなくなる場合があるので注意する。サーマフィルが作業長まで到達したら、ガッタパーチャの冷却による収縮を補正する目的で、軽い圧を加えたまま数秒間保持する。その後、余剰なキャリア部分は無注水でサーマカット（デンツプライシロナ、サーマフィル切断用バー、図8e）を用い、摩擦熱で切断除去する（図8f）。

サーマフィル法は、作業長をラバーストッパーによって確認しながら根管充填することが可能である。よって、広義の垂直加圧充填法のなかで、軟化したガッタパーチャの根尖孔外への溢出を最も制御しやすい利点がある。さらに、過剰なフレアー形成を必要としないことから、極端に細い歯根や解剖学的に複雑な彎曲した根管の充填にも対応できる。

しかし、開発当初から、キャリアがガッタパーチャでないことが問題視され続けてきた。2013年、熱に強いクロスリンクガッタパーチャをキャリアに用いるGuttaCoreが発表され、根管に充填するすべてがガッタパーチャからなるコアキャリア法が完成した。クロスリンクガッタパーチャには硬度があり、熱しても解けにくい特徴がある。前述のように、国内ではガッタコアピンクの名称で販売されている。

ガッタコアピンクはクロスリンクガッタパーチャをキャリアに使用し、その上にα型ガッタパーチャをコーティングして、加熱によってα型ガッタパーチャのみ軟化するフローを得て根管充填を行うことができる。ガッタコアピンクは、＃20、0.06テーパーまたは＃25、0.04テーパーまで根管を拡大すれば充填できるため、上顎第1大臼歯の近心頬側根や下顎第1大臼歯の近心根、遠心舌側根など、細く彎曲した根管でも、根尖まで緊密に充填可能である。根管充填後、キャリアは加熱したプラガーでも容易に切断・除去できる。また、従来のプラスチックキャリアのサーマフィルと比較して、根管充填後のコア形成がしやすく、リトリートメント時のキャリア除去も容易である。サーマフィル法は特別な技術を必要とせず、迅速で確実な根管充填を行える方法である。しかし、わが国の保険制度では、1根管あたりの充填が高コストとなることが今後の課題である。

フレックスポイントコア・キャリア法

フレックスポイントネオ（ネオ製薬工業、図9）は、ポリプロピレンに造影剤として硫酸バリウムを添加しているため白色を呈し、20〜60号までの9サイズがある。物理・化学的に安定した材質で組織親和性もあり、オートクレーブによる滅菌も可能である。しかし、圧接による変形があまり起こらないこと、

症例1

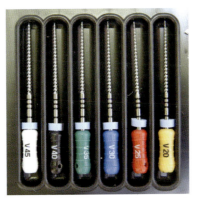

a：ベリファイヤ（デンツプライシロナ）。使用するサーマフィルのサイズを決定するための試適専用ファイル

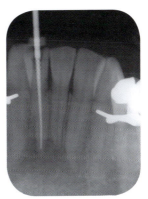

b：ベリファイヤ試適のデンタルX線写真。作業長まで到達している

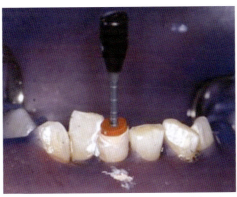

c：サーマフィルによる根管充塡時の口腔内写真

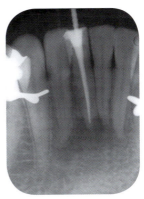

d：サーマフィルによる根管充塡直後のデンタルX線写真

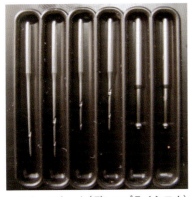

e：サーマカット（デンツプライシロナ）。キャリア切断用のバー

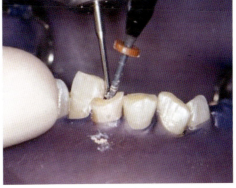

f：サーマカットでキャリア切断時の口腔内写真。非注水で行う

図❽ a〜f　43歳、男性。サーマフィル法による根管充塡法症例（参考文献4)より引用改変）

アクセサリーポイントがないことなどから、側方加圧充塡には適さない。そのために考案されたのがフレックスポイントコア・キャリア法[12]で、サーマフィル法をモディファイドしたテクニックである。

本法は、ポリプロピレン樹脂製のフレックスポイントに低温溶解ガッタパーチャをコーティングして根管充塡する方法で、サーマフィル法と比べてコストが安いのが利点である。本法による根管充塡症例を図10a、bに示す。

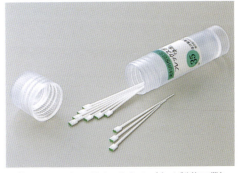

図❾　フレックスポイントネオ（ネオ製薬工業）。オートクレーブでの滅菌が可能なポリプロピレン製のポイント

症例2

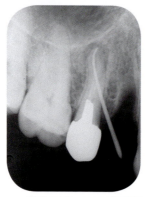
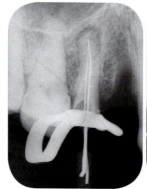
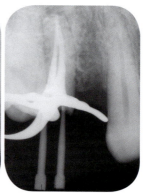

a：術前のデンタルX線写真。頬側の瘻孔から挿入したガッタパーチャポイントが根尖方向へ到達　　b：根管長測定のデンタルX線写真

図❿a、b　51歳、男性。フレックスポイントコア・キャリア法による根管充填症例（参考文献4）より引用改変）

SuccessFil Solid Core Technique

キャリアとして使用するコアは、チタニウム製でISO#20〜40、25mmがある。手用ファイルに近似したチタニウムコアに、加熱軟化したSuccessFil System Gutta-perchaをコーティングして根管充填するSuccessFil Solid Core Technique（SSCT、タカラベルモント）がある[13]。

拡大形成後の根管にテーパーがある場合には、テーパー型SuccessFilを作製する。SuccessFil System SyringeをObturation systems heaterで15分以上加熱する。滅菌したSuccessFil™ チタニウムコア（Hygenic）をコーティングする長さまで、シリンジ内に挿入する。コアを徐々に引き抜きながらプランジャーを押し、ガッタパーチャをコアにコーティングする。コアを引き抜く速度を速めると、より大きなテーパーが付与される。1分でガッタパーチャが冷却硬化するので、硬化するまでに充填を完了する。

根尖付近で彎曲している場合、イニシャルトリートメント時にトランスポーテーションを来し、外彎側に穿孔して症状が緩解しないケースがある。根尖付近で穿孔した場合、本来の根管を探索して手用ファイルで拡大できても、根管充填するのは難しい。彎曲した本来の根管にコシのないガッタパーチャポイントを挿入することは不可能に近い。そのため、本症例ではコシのあるチタニウムコアに加熱軟化したガッタパーチャをコーティングし、SSCTで彎曲した本来の根管まで充填して、症状は緩解した（図11a〜h）。その後、根尖部の透過像は消失し、20年良好に経過している。

【参考文献】

1) Siqueria JF Jr, Rôças IN, Lopes HP: Patterns of microbial colonization in primary root canal infections. Oral Surg Oral Med Oral Pathol Oral Radiol Endod, 93(2): 174-178, 2002.
2) Delivan PD, Mattison GD, Mendel RW: The survivability of F43 strain of Streptococcus sanguis in root canals filled with gutta-percha and procosol cement. J Endod, 9: 407-410, 1983.
3) William T, James CK: Obturation of the cleaned and shaped root canal system. Hargreaves KM, Cohen S: Cohen's Pathways of the Pulp; 10th ed, Mosby, St. Louis, 2011: 349-388.
4) 北村和夫：根管充填—側方加圧充填法と垂直加圧充填法．木ノ本喜史（編著）：歯内療法 成功への道 抜髄 Initial Treatment —治癒に導くための歯髄への臨床アプローチ—，ヒョーロン・パブリッシャーズ，東京，2016：323-349．
5) 北村和夫，勝海一郎：根管充填．日本歯内療法学会雑誌，36(3)：109-120，2015．
6) Goodman A, Schilder H, Aldrich W: The thermomechanical properties of gutta-percha, II, The history and molecular chemistry of gutta-percha. Oral Surg, 37: 954-961, 1974.
7) Friedman CE, Sandrik JL, Heure MA, Rapp GW: Composition and mechanical properties of gutta-percha endodontic filling materials. J Endod, 3: 304-308, 1977.
8) 船木 毅，勝海一郎，中村恭政：根管充填用ガッタパーチャの劣化に関する研究．日歯保存誌，38：825-833，1995．
9) 阿部 修：コアキャリア法．北村和夫（編著）：歯内療法のレベルアップ＆ヒント．デンタルダイヤモンド社，東京，2017：106-109．
10) Johnson WB: A new gutta-percha technique. J Endod, 4(6): 184-188, 1978.
11) Lares C, elDeeb ME：The sealing ability of the Thermafil obturation technique. J Endod, 16(10): 474-479, 1990.
12) 加藤広之，山口透子，中川寛一：ポリプロピレン・コアを用いた新しい加温軟化ガッタパーチャ充填法の根管充塞性．歯科学報，110(3)：331-338，2010．
13) 北村和夫：治癒に導くエンドの秘訣—最新エンド症例集（4）穿孔を伴うレッジを有する上顎側切歯の感染根管治療．日本歯科評論，77(4)：14-17，2017．

症例3

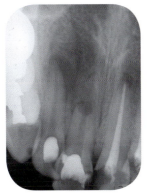 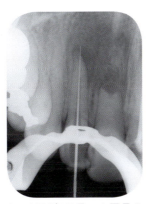 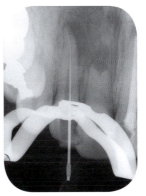

a：術前のデンタルX線写真。2|の根尖が遠心に彎曲し、彎曲部の外彎側にX線透過像を認めた

b：1996年7月、1回目の作業長測定。測定用ファイルが根尖手前近心側から突き出し骨に当たって止まった状態

c：1996年7月、2回目の作業長測定。測定用ファイルが本来の根管に入り、根尖1mm手前で止まっている

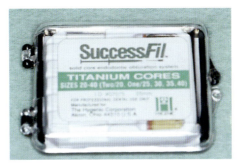

d：SuccessFil™ チタニウムコア（Hygenic）

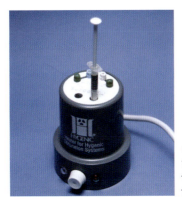 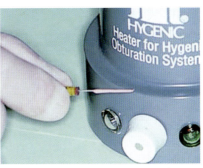

e：加温したシリンジ内のガッタパーチャをコアにコーティング

f：根管に合わせて、テーパー型にガッタパーチャがコーティングされたコア

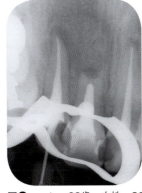 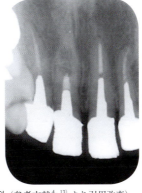

g：1996年10月、SSCTで根管充塡直後。穿孔部より根尖寄りのオリジナルの根管まで緊密に充塡されている

h：2016年12月、根管充塡後20年。根尖周囲に異常所見はみられない

図⓫a〜h　23歳、女性。SSCTによる根管充塡症例（参考文献[4, 13]より引用改変）

03 MTAの開発理念

神奈川県・CT&米国式根管治療センター 寺内吉継

　もともとMTA（Mineral trioxide aggregate）は、逆根管充塡材ならびに穿孔封鎖材として開発され[1~3]、近年では通常の根管充塡材として使用されている[3~10]。この理由として、MTAはガッタパーチャ（GP）で行う根管充塡材と比較して優れた特性があるからである。

　根管充塡材としてのMTAの利点は、①ゆっくりと硬化するためアルカリ性のpHが持続する、②ヒドロキシアパタイトと似た中間層が象牙質との間に形成され、象牙質と接着できる（走査電子顕微鏡画像レベルで隙間がない）、③粒子サイズが象牙細管よりも小さいので、象牙細管内に入り込んで穴を塞ぐことができる、④スミヤー層があっても封鎖性に影響しない硬化特性がある、⑤エンテロコッカス・フェカリスやカンジダ・アルビカンスの成長を抑制する、⑥セメント質や骨などの硬組織や歯根膜の再生を促進する、⑦象牙質が存在すると抗菌作用が増加する、⑧耐歯根破折性を上昇させることができる、などである。これらの特性があるため、MTMは根管充塡を目的とする以外にVital Pulp Therapyや穿孔封鎖、Revascularizationにも用いられている。

根管充塡材として用いるメリット

　MTAによる根管充塡は、GP根管充塡材とシーラーを使っても治癒しないような難治性の根尖性歯周炎の歯に対して、革新的な治療解決手段となり得る。GPは通常の根管治療において用いられている根管充塡材（シーラーと組み合わせて）ではあるが、直接または間接的に唾液に触れると、容易に細菌感染してしまう欠点がある[11~15]。さらに、GPは封鎖性に乏しく、根管内への細菌の侵入防止や再感染予防は、コアの封鎖性やクラウンなどの補綴・修復物の精密性に大きく依存している[16~22]。多くの歯科医師は、GPを根管充塡材に用いる理由を、再根管治療（リトリートメント）時の除去が容易であることだと考えている。GPのこうした操作性のよさと感染根管の原因解明がされたこと、そしてマイクロスコープの普及により、GPの根管充塡によるイニシャルトリートメントの成功率は向上してきている。しかし、イニシャルトリートメントであっても、GP根管充塡材よりもMTAを通常の根管充塡材として用いるべき理由が多く存在する。これは、MTAがGP根管充塡材のもつ欠点の多くを克服しているからである。

　GP根管充塡材が長期的に口腔内液で汚染されていた場合、難治性の感染根管症例にみられるエンテロコッカス・フェカリスやカンジダ・アルビカンス、そしてグラム陽性菌を主体とするプロプリオニバクテリウム属、アクチノマイセス属、ストレプトコッカス属、ペプトストレプトコッカス属で象牙細管にコロニーを作るとされる[23~25]。これらの微生物は時間をかけて増殖していき、象牙細管表層から400～500μmの深層部まで入り込み、コロニーを形成することが知られている[26~30]。このように象牙細管内深層部に細菌のコロニー形成が構築されると、長期的に水酸化カルシウムで貼薬したとしても、完全には排除できなくなる[31]。これらの微生物の根絶は、最新の洗浄薬や根管洗浄システムを用いても非常に困難である[31]。

　しかし、MTAで根管充塡することで、通常の根管治療で排除できない象牙細管内深層部の微生物を

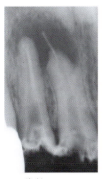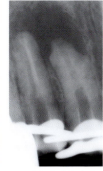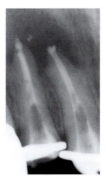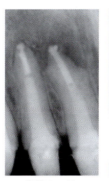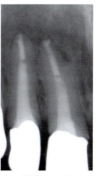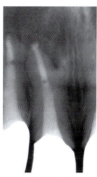

a：術前　　b：押し出されたGPコーンの除去　　c：MTAで封鎖　　d：術後6ヵ月　　e：術後12ヵ月　　f：術後12年

図❶　MTAを根管充塡材として用いた12年経過症例

死滅させられる。さらには、MTAで根管充塡すると、傷ついた歯周組織や支持組織の再生および治癒が促進されることが示されている[32〜35]。そして、MTAによる根管充塡によりセメント質添加や骨形成の促進、および歯根膜の再生によって細胞性の修復を誘導できるので、難治性もしくは通常の根管治療がうまくいかなかった場合に有用な打開策となり得る。このため、難治性の根尖性歯周炎にMTAで根管充塡することで、外科処置をする必要性がなくなる可能性も高い（図1）。

その他特殊な形態の根管にMTAを根管充塡するメリット

根管は通常の形態ばかりではなく、内部吸収や外部吸収を起こした根管など、解剖学的に複雑な形態のものもある。それらに対してMTAで根管充塡を行った場合、さまざまなメリットがある。

複雑な形態の根管として代表的なものに、歯内歯や中心結節、双生歯、癒合歯、樋状根（Cの字型の根管）がある[36]。MTA粒子の大きさはGPと比べて象牙細管の径よりも小さいため、フィンや盲孔、イスムスなどの細かい隙間に入り込んで完全に封鎖できる。

歯内歯や複数根管を有する歯の場合では、失活した根管にMTAで根管充塡し、生活歯髄のある根管には同じ材料のMTAを断髄材として同時に使うこともできる（図2）。樋状根にMTAを根管充塡材として用いた場合でも、GPと比べて優位性が高い[37]。このような広がった根管にGPで加熱側方および垂直加圧充塡をしても、根管の隅々まで緊密に充塡するのは困難である。従来では、このような形態の根管がある歯に再感染に起因するリトリートメントを行う場合は、逆根管充塡によって外科的に対処することが多かった。しかし、MTAは流動性が高く、封鎖性や殺菌性があり、細かな隙間に入り込んで緊密に封鎖できるので、再感染によるリトリートメントにおいても非外科的に根管充塡することで対処できる。このような歯にGPで根管充塡した場合と比較すると、ほとんどのケースで安定的に高い成功率が期待できる（図3）。

MTAによる根管充塡をアペキシフィケーションに応用するメリット

また、従来から失活した根未完成歯の処置では、アペキシフィケーションにおいて歯根の成長を促すために水酸化カルシウムが使われている。しかし、長期的に水酸化カルシウムを貼薬していると、象牙質に悪影響を及ぼす可能性が示唆されている。

長期の水酸化カルシウム療法の研究で、象牙質が水酸化カルシウムに1ヵ月以上晒されると象牙質に構造変化を生じ、象牙質内のコラーゲン線維が溶けるため、有意に歯根破折を起こしやすくなることが報告されている[38〜45]。また、アペキシフィケーションによって歯頸部で歯根破折を起こしたとされる報告[46]では、象牙質根管壁が薄いだけではなく、象牙質がかなり長い時間水酸化カルシウムに晒されたために破折した可能性があるとされている。さらに、水酸化カルシウムをアペキシフィケーションに使用した場合、根尖に形成される硬組織層の種類に不揃いが生じたことや、根尖閉鎖までの所要時間、根尖

症例1

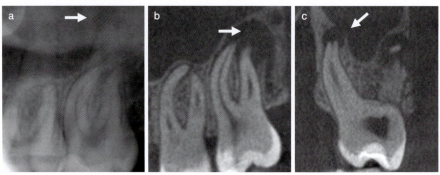

図❷a〜c　a：術前の⎿7のX線写真。口蓋根管に根尖透過像を認める（矢印）。b：同、CBCT歯列平行断像。遠心頬側根に大きな根尖透過像を認める（矢印）。c：同、CBCT歯列横断像。口蓋側根管に根尖透過像を認める（矢印）

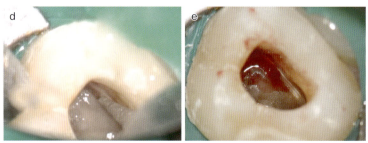

図❷d、e　d：MB根管の根管口を切削しているところ。e：MB根管から出血し、生活歯髄であることが判明した

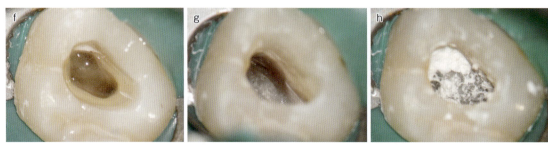

図❷f〜h　f：次亜塩素酸ナトリウム溶液を5分漬けて清掃した。g：MB根管の出血は止まった。h：DB、P根管も根管形成・清掃してMTAで根管充填し、MB根管は同時に断髄を行った

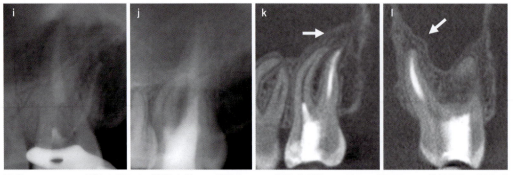

図❷i〜l　i：根管充填および断髄直後のX線写真。j：根管充填後3ヵ月のX線写真。口蓋側根管の根尖透過像は消失したようにみえる。k：同、CBCT歯列平行断像。DB根管の根尖透過像は消失し、骨が再生していることを確認できる（矢印）。l：同、CBCT歯列横断像。口蓋根の根尖透過像も消失し、骨が再生していることを確認できる（矢印）

閉鎖までに要する根管貼薬の回数、感染度合いなどにばらつきがあったことが報告されている[47〜53]。とくに、硬組織層の形成速度は3〜24ヵ月とばらつき度合いが高いことが示されている[54〜56]。

ところが、MTAは血液が介入しても硬化することができ、高いpH値（練和から3時間経過すると10.2〜12.5に上昇）[57]により、水酸化カルシウム同様に硬組織形成を促進させることができる。さらに、根尖周囲にセメント質形成を誘導する働きもあり[58]、MTAで根管充填したほうが水酸化カルシウムでア

症例2

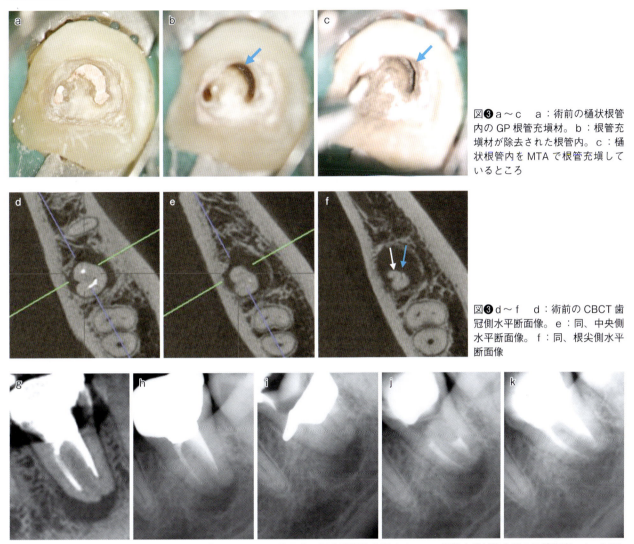

図❸a〜c　a：術前の樋状根管内のGP根管充填材。b：根管充填材が除去された根管内。c：樋状根管内をMTAで根管充填しているところ

図❸d〜f　d：術前のCBCT歯冠側水平断面像。e：同、中央側水平断面像。f：同、根尖側水平断面像

図❸g〜k　g：術前のCBCT歯列平行断像　h：同、X線写真。根尖透過像を認める。i：根管充填材除去後のX線写真。j：MTA根管充填後のX線写真。k：根管充填後5ヵ月のX線写真。根尖透過像はほぼ消失している

ペキシフィケーションするよりも硬組織形成量は多く、根尖歯周組織の治癒も良好であったことが多数報告されている[59〜62]。水酸化カルシウムのアペキシフィケーションとMTAの根管充填によるアペキシフィケーションの予後を比較してメタ解析すると、臨床的な成功率に統計的な有意差はなかった[63〜65]。しかし、MTAで処置した歯の成功率は100％で、水酸化カルシウムの場合は92％となり、数値的にはMTAのほうが高く、治療回数も少ないことから、MTAに軍配が上がる結果になっている。したがって、MTAを根未完成歯の失活歯に根管充填材として使用すれば複雑な処置も簡略化できるため、アペキシフィケーションもMTAで行うことが推奨される（図4）。

Grossman[66]の理想的な根管充填材の要件は、①根尖歯周組織に刺激性がない、②静菌作用がある、③X線不透過性がある、④滅菌されている、⑤染色性がない、⑥不溶性である、⑦組織液に影響されない、⑧構造的に安定している、⑨側方にも根尖方向にも塞がる、⑩生体親和性がある、⑪簡単に充填でき、そして除去できることが挙げられている。MTA硬化後の除去は容易ではないが、これらの要件のほとんどを満たしている。MTAは硬化の過程で水酸化カルシウムを生成し、アルカリ性の環境下に変化させる。さらに、象牙細管内にも入り込んで封鎖することで、細菌の栄養源を取り除き、殺菌することができる[67,68]。MTAは側方にも根尖方向にも入り込み、象牙質と接着して根管系を封鎖できる。

症例3

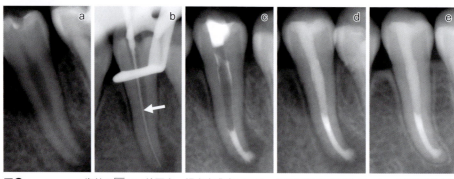

図❹a～e　a：術前の⌞5のX線写真。根未完成歯であり、根尖透過像を認める。b：根管長測定用に撮影したX線写真。c：根管充塡後のX線写真。MTAにて根管充塡し、アペキシフィケーションを試みた。d：根管充塡後3ヵ月のX線写真。e：根管充塡後9ヵ月のX線写真。開いていた根尖が閉鎖し、根尖透過像が消失していることが確認できる

このため、MTAの除去は困難である[69,70]が、一方で、除去難易度が高ければ高いほど、封鎖性も高くなることを意味する。この点で、MTAはGPと大きく異なる。MTAの生体親和性は証明されていて、硬組織形成の誘導性もあることを考えると、根管充塡材としては極めて理想的な材料であるといえる。

根管充塡材としてのMTAとGPとの相違点

　MTAはGPと異なり、硬化の過程でカルシウムイオンを放出する。とくに重要なのは、カルシウムイオン放出によって周囲をpH値12.5のアルカリ性の環境に移行させ、この環境の持続によって抗菌および抗真菌効果が発揮されることである[71〜79]。MTAには、殺菌性や細菌の弱体化の効果があることが報告されている[80,81]。

　MTAは、象牙質と接触するとアパタイトが象牙質のコラーゲン線維の中に蓄積され、象牙質間に「中間層」が形成されていく。アパタイトが蓄積されると象牙質の表層で無機質の核形成が盛んになり、タグ構造を成して象牙細管の中まで入り込んでいき、強固に嵌合する[82,83]。中間層（アパタイト層）は、化学的にも象牙質と接着することが確認されている[82,84]。このアパタイト層はMTAと触れる象牙質に沿って形成されるので、封鎖性を高めている。ここでの形成が経時的に起こるために体積が増え、MTAの硬化膨張に繋がってくる。この点でもGPと大きく異なる性質になっている。さらに、このアパタイト層は化学的にMTAとコラーゲンが交差し、密に象牙質と接着していることが、X線回折分析や走査電子顕微鏡画像分析によって判明している[85,86]。

　機械化学的な根管拡大形成により、歯の強度は有髄歯と比べて低下することになる。この結果、咬合圧によって歯根破折を起こす傾向が高くなってしまう。したがって、象牙質が失われると象牙質に接着性のないGPとシーラーで根管充塡を行っても、耐歯根破折性は上昇しない[87〜89]。しかし、MTA（他のケイ酸カルシウム系セメントを含めて）はアパタイト層が形成されることで象牙質と密に接着できるので、ゴム状のGPと比較しても耐歯根破折性が高くなることが証明されている[90]。

　MTAは他の歯科材料にないほど生体親和性に優れていて、根管充塡材がオーバーしたり、穿孔部の充塡で歯周組織からはみ出したりしても、ほとんど炎症性細胞の浸潤は起こらない。それどころか、MTAは骨や象牙質、セメント質の再生を促す特性があり、穿孔封鎖に用いられたMTAの表側や外科処置で逆根管充塡したMTAの表面のほとんどに、セメント質の形成が認められている（図5）。このことからも、MTAは根管充塡材としても理想的性質をもっているといえる[92,93]。

　他方、欠点として、逆根管充塡時にMTAが用いられる際に硬化時間が長いため、脱落することが挙げられるが、正方向からの根管充塡では、MTAが作業長まで届かずに不足した場合は水洗すれば簡単

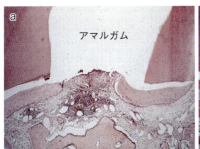
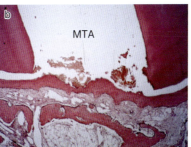

図❺ a：アマルガムの逆根管充塡材の表層には、セメント質の形成は認められない。
b：MTA の逆根管充塡材の表層には、セメント質の形成が認められる（参考文献[91]より引用）

に除去でき、ただちにやり直せるので、正方向からの根管充塡材としては逆に利点となる。この点も、GP 根管充塡材と比べて異なる点である。

GP 根管充塡材は他の歯科用充塡材と同様に、充塡前に乾燥状態になっていなければ適切に封鎖されない。しかし、根管は根尖歯周組織に通じているので絶えず湿気があり、象牙質には水分を含む象牙細管があるので、根管内を完全に乾燥させることは不可能である。一方で、MTA は親水性の粉末から構成されているので、過量な出血や水に浸されなければ、湿潤環境下でも硬化する。

混和時に MTA の物性に影響を与える要因

MTA を混和するときに水の割合を低くして 4：1 にすると、X 線不透過性は強くなり、硬化時間は短くなる。しかし、水の割合を多くすると逆に硬化時間が延び、さらに pH 値とカルシウムイオンの放出量および溶解性は有意に高まって多孔性になり、物性が落ちることが示されている[78, 94]。また、MTA はリン酸イオンを含んだ平衡生理食塩水と混和すると、ヒドロキシアパタイト結晶が MTA の表層に形成される[85]。これが象牙質との間に生じることで封鎖性を高めているので、精製水や他の水溶液よりもリン酸緩衝生理食塩水で混和することをお勧めする。さらに、生理食塩水で混和した場合の圧縮強さも、2％リドカインや滅菌水で混和した場合より有意に高くなったことが報告されている[95]。

混和時に超音波振動を与えたものは、手動や機械的に混和した場合よりも有意に圧縮強さが高くなると報告されている[96]。このことから、多少なりとも根管充塡時に超音波チップを根管内に挿入して振動させるか、プラガーまたは根管充塡用ファイルに超音波チップを当てて間接的に超音波振動を与えたほうが、緊密に充塡できることが示唆される。

MTA 根管充塡後28日に突き出し強度を測定すると、根管内に湿綿球を入れたほうが何も入れないで乾燥状態で硬化させるよりも有意に機械的強度が高くなっている。よって、湿綿球を入れて硬化させる方法が推奨される[97]。

また、根管充塡時に炎症の存在によって pH 値が低くなっている場合は、pH 値が高い場合よりも MTA 硬化後の微小硬度は有意に下がることが報告されている。つまり、MTA で根管充塡するときは、排膿や炎症がないときに行うことが推奨される[98]。

MTA または GP による根管充塡用の根管形成の違い

MTA で根管充塡する場合の方法として、2 種類ある。1 つは MTA 単体で根管充塡する方法、もう 1 つが BC（バイオセラミック）シーラーと BC ポイント（または GP）を用いて行うシングルポイント法である。根管形成は、どのような材料で根管充塡するかによって選択する必要がある。MTA による根管充塡のための根管形成は、GP 根管充塡用に行う根管形成とは若干異なる。GP 根管充塡用の根管形成の場合、垂直加圧をかけられるようにテーパー形態にする必要があるので、最低でも .06 テーパー以上になるようにしなければならない。したがって、歯頸部付近の根管口を広げるため、歯の強度を低下させることになる。さらに、歯質の切削量は多くなるので、形成時間も多くなる。

一方、MTA根管充填用の根管形成では、加圧の必要がないので、.04テーパーの根管形成で十分である。歯質切削量も少なく、歯質切削による歯の強度低下は最小限に抑えられる。彎曲根管でも形成時間も少なく、レッジや穿孔を起こすリスクも少ない。

MTAシングルポイント根管充填用の根管形成

BC（MTA）シーラーで根管充填する場合の根管形成では、BC（GP）ポイントが根尖孔から逸脱しないようにするために、アピカルシートを形成しなければならない。そして、根管洗浄液がアピカルシート部まで行きわたるようにするために、形成幅は#35/.04程度まで広げる必要がある。この理由としては、現在市販されている洗浄針の最小サイズが30G（0.30mm）だからである。コンピュータ制御で根管内圧をコントロールできるGentle Waveは例外として、現在の洗浄方法では、洗浄針の径が根管径よりも太いと、洗浄針より根尖側の根管は洗浄困難になるからである。したがって、シングルポイント法の根管形成では、適切なファイルを用いて穿通、そして#15程度の径までグライドパス形成し、少なくとも#35/.04テーパーのサイズになるまで、最大狭窄部または根尖孔から0.5mmほど歯冠側根管の位置で、アピカルシートを形成する必要がある。

アピカルシート形成後は、それを形成した径と同じサイズのニッケルチタン（Ni-Ti）製Kファイル（.02テーパー）を使い、アピカルシートが適切に形成できているかを確認する。その後、適切な方法で根管洗浄を行い、根管清掃を終了する。

MTAシングルポイント根管充填法

根管清掃が完了したら、アピカルシート形成サイズと同サイズのBC（GP）ポイントを選択し、根管内に試適した状態でX線写真を撮影して根管形成した位置まで挿入できているかを確認する。次に、適切なBCシリンジに入ったBC（MTA）シーラーを根管内に注入し、レンツロまたはXP Endo Shaperを1,000RPMで逆回転させて、根管深部までシーラーを送り込む。そして、試適したBC（GP）ポイントにBC（MTA）シーラーを塗り、根管内に挿入する。アピカルシートを形成したところまで到達したら、数回上下動させて気泡を抜く。BCポイントはあくまで根管充填材として使うのではなく、BC（MTA）シーラーを根管細部に押し込むための加圧材として使用する。極端にいうと、シーラーを加圧できれば、BC（GP）ポイントがなくても構わないので、この点では、従来のGPとシーラーによる根管充填法と大きく異なる点である。そのため、BC（GP）ポイントは根管壁に直接触れない状態が理想で、根管充填材として根管壁に接するのはBC（MTA）シーラーでなければならない。

したがって、プラガーを加熱してBC（GP）ポイントに垂直加圧をかけるとBC（GP）ポイントは軟化し、BC（MTA）シーラーを押しのけて直接根管壁に接触することになり、また、加熱によってBC（MTA）シーラーの水分が蒸発し、シーラーが硬化しなくなってしまう。つまり、BC（MTA）シーラーでの根管充填では、加熱方式による加圧充填は避けなければならない（耐熱性の高い「BCハイフローシーラー」でも基本的には同じ傾向である）。

その後、BC（MTA）ポイントがアピカルシートまで挿入できたら、再度X線写真を撮影して、適切に根管充填できたかを確認する。もし、アンダー充填であった場合や大きな気泡が確認されれば、BC（GP）ポイントの位置を調整したり、BC（GP）ポイントを上下動させて気泡を抜いたりして修正する。根管充填に問題がなければ、適切な位置でSystem BやSuper Endoアルファなどのプラガーを加熱してBC（GP）ポイントを切断し（ポストを挿入しない場合は根管口よりも数mm根尖側で切断し、挿入する場合はその長さを考慮した位置で切断）、水硬性セメントで仮封して根管充填を終了する（図6）。

MTA根管充填用根管形成

根管形成は、シングルポイント法で根管充填する場合と異なり、アピカルシートの形成は必要ない。作業長まで根管洗浄がしっかりできるように、#35/.04テーパー以上のファイルを用いて拡大することが必要である。少なくとも、このサイズまで形成ができたら、根尖孔部の径をNi-Ti製Kファイル

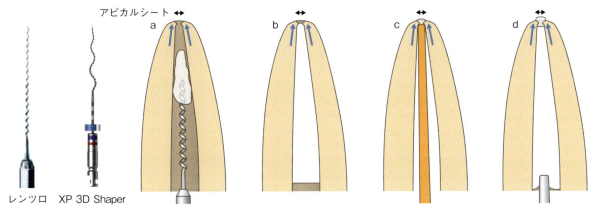

レンツロ　XP 3D Shaper

図❻ アピカルシートを#40/.04テーパーで形成した場合のBCシーラーとBCポイントの根管充填。a：BCシーラーをシリンジで根管内に挿入し、レンツロまたはXP 3D Shaper（Brasseler）を用いてさらに根尖方向へ送り込む。b：BCシーラーが根管内に満たされた状態。c：アピカルシートと同サイズの#40/.04テーパーBCポイントを根管内に挿入する。d：根管口付近でBCポイントをSystem Bなどの加熱プラガーを使って切断する（ポストを挿入予定の場合は、その長さを考慮した位置でBCポイントを切断する）

を用いて計測する。根尖孔の径が#40以上であれば、そのサイズの.04テーパーのファイルを用いて再度根管形成しておくと、根管充填の際にはMTAを根尖方向に押し込むときに、スムーズに行えるようになる。その後は、適切な方法で根管洗浄を行い、根管清掃を終了する。

MTAの根管充填

根管充填用のMTAとしては、硬化時間が長いものを選択するほうがよい。なぜなら、もし根管充填材が作業長まで届かなかった場合、やり直すことができるからである。MTAの代表的な根管充填法としては、おもにKファイルを用いて行うLawaty法と、ロータリーファイルを逆回転して用いるAuger法がある。基本的には、根管形成で用いたNi-Ti製ロータリーファイルを使い、手用でMTAの根管充填を行う。しかし、Lawaty法ではKファイルを用いて充填するために、実際の根管のテーパーや太さよりも2%のテーパーしかないKファイルのほうが小さくなるので、適切な根管充填圧が加えられず、緊密に根管充填できないこともある。また、ステンレススチール製のKファイルを用いるので、彎曲根管の場合はプレカーブを付与していても、必ずしも作業長まで到達できるわけではない。

一方、Auger法では、モーターを使って機械的に行うため、ファイルの径やテーパーによって柔軟性が異なることと、混和したMTAが硬すぎる場合に、根尖側2～3mmの根管を充填するのが困難になることがある。とくに彎曲根管がある場合や炎症性の歯根吸収によって根尖が開いてしまっている場合、そして根未完成歯の場合においては機械式の回転になるため、MTAの充填深度をコントロールするのが非常に困難になる。したがって、両方のMTA根管充填法のよいところを採用し、ハイブリッドにして行うことがベストと考えられる。つまり、根尖孔の径を測定し、それよりも1サイズ径の小さい根管形成に用いたNi-Ti製ロータリーファイル、またはそれよりも小さいテーパーのNi-Ti製ファイルを選択し、これを作業長まで挿入して試適を行う。このときにスムーズに挿入できなければ、根尖孔の径よりも2サイズ小さいファイルを選択する。

MTAをガラス練板上に適当量出し、リン酸緩衝生理食塩水にて混和する。MTAはなるべくドロドロになるくらいに水分を多く含んだ状態の粘稠度にする。混和するMTA量は、根尖から根管口まで十分に埋められるくらい必要である。MTAの水分が多すぎる場合は、滅菌ガーゼで吸い取るか、シリンジからエアーをかけて乾燥させ、調整する。

混和したMTAは、適当なサイズのプラガーまたは専用のキャリアーを使い、ガラス練板からマイクロスコープ下にて髄腔内に運ぶ。ここで用いるプラガーの太さも、根尖孔の径より1、2サイズ程度小さいものが適切である。髄腔内に置いたMTAは、根管内に1～2mmの長さになるくらいの量をプラガ

症例4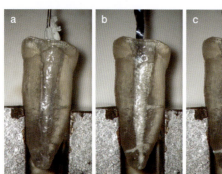

図❼a〜e　MTAの根管充填。a：適切なプラガーで根管内にMTAを挿入する。b：MTAを根尖孔の径より1サイズ小さいファイルで加圧。c：上下動させながら根尖孔を2回ほどタッチし、なおかつファイルを逆回転して積層充填していくと、側枝にも根管充填材が入り込み始める。d：根尖孔から1mmほど充填できたら超音波チップをファイルに接触させ、超音波振動を与えてMTA充填を緊密にさせる。次に、もう1サイズ大きいファイルに交換してMTAを同様に積層充填していく。e：その後、同様のことを繰り返して、根管口付近まで充填できたら終了する

ーにて移動させていく。そして、選択したNi-Ti製ファイルを電気的根管長測定器に接続し、根管内に移動させたMTAを根尖孔まで送り込んでいく。このとき、ファイルはおもに上下動を繰り返しながら根管長測定器上の根尖孔（APEX）を2回以上接触するまで、確実にMTAを根尖孔に圧縮していく。それから、「APEX」の位置でファイルを手動で逆回転させ、MTAを根尖方向へさらに押し込んでいく。逆回転後は、再度上下動を加えていくうちに、根管長測定器の「APEX」から徐々に数値が上昇していれば、MTAは根尖孔から積層充填されているはずである。電気的根管長測定器の表示がAPEXから上昇し始めたら、低レベルの超音波振動を充填用のファイルを介して1〜2秒ほど与えると、気泡が抜けて緊密に充填できる。必要に応じてMTAを根管内に追加していき、MTAをファイルで加圧（積層充填）できなくなったら、順次太い径のファイルまたはプラガーに交換していく。

根管充填後にポストの挿入を予定している場合では、ポストスペースを考慮しなければならない。しかし、MTAの根管充填長は封鎖性を維持するために、少なくとも根尖孔から3mm以上は必要である。ポストを挿入する予定がなければ、根管口近くまで充填するのが理想である。MTA充填が理想的な位置まで到達したら、過剰に水分がある場合は、適度な太さのペーパーポイントを根管内に挿入して吸い取るか、少量であれば「Stropko Irrigator」に細いシリンジを装着し、エアーで吹き飛ばして乾燥させるとよい。続いてペーパーポイントで充填面を整え、壁面に付いた余剰なMTAを除去する。最後に、MTAの硬化時間を考慮して、リン酸緩衝生理食塩水を染み込ませた湿綿球をMTAの上に置き、窩洞を水硬性セメントにて仮封して終了する（図7）。

1週間後、MTAが硬化したことを確認して築造処置を行う。MTAに最新のボンディング材を用いて構造的に頑丈な修復材を組み合わせれば、おおよその場合、咬合力に耐えられる適度な強度を発揮する。感染根管治療後の補綴処置は、数ヵ月後に根尖透過像が消失傾向になったことを確認してから行ったほうが無難である（図8、9）。抜髄ケースでは、症状がないことを確認してから補綴処置を行うべきである。

【参考文献】
1) Lee SJ, Monsef M, Torabinejad M: Sealing ability of a mineral trioxide aggregate for repair of lateral root perforations. J Endod, 19(11): 541-544, 1993.
2) Abed HR, Ingle JI: Mineral Trioxide Aggregate: a review of a new cement. J Calif Dent Assoc, 23(12): 36-39, 1995.
3) Torabinejad M, Chivian N: Clinical applications of mineral trioxide aggregate. J Endod, 25(3): 197-205, 1999.
4) Koh ET, Ford TR, Kariyawasam SP, et al.: Prophylactic treatment of dens evaginatus using mineral trioxide aggregate. J Endod, 27(8): 540-542, 2001.
5) O'Sulliva SM, Hartwell GR: Obturation of a retained primary mandibular second molar using mineral trioxide aggregate: a case report. J Endod, 27(11): 703-705, 2001.
6) White C Jr, Bryant N: Combined therapy of mineral trioxide aggregate and guided tissue regeneration in the treatment of external root resorption and an associated osseous defect. J Periodontol, 73(12): 1517-1521, 2002.

症例5

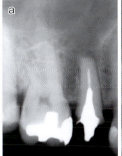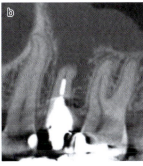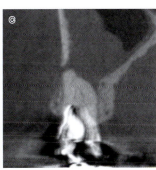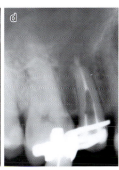

a：大きな根尖透過像のある5⏌の術前のX線写真。b：同、CBCT歯列平行断像。根尖透過像は上顎洞まで到達している。c：同、CBCT歯列横断像。根尖から上顎洞までの骨はすべて吸収されている。d：MTAで根管充塡直後のX線写真。根尖孔より少しオーバーしていることがわかる

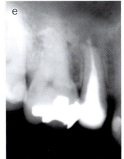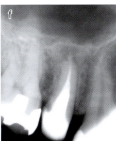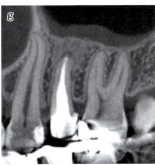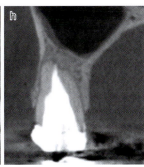

e：根管充塡後3ヵ月のX線写真。根尖周囲の骨がかなり再生されていることが確認できる。f：根管充塡後6ヵ月のX線写真。上顎洞底のラインも明瞭に確認できるまで、骨が再生している。g：同、CBCT歯列平行断像。術前にあった根尖透過像はあきらかに消失し、骨が完全に再生していることを確認できる。h：同、CBCT歯列横断像。頬舌方向の上顎洞底部皮質骨も、完全に再生していることを確認できる

図❽a～h　5⏌感染根管治療症例

症例6

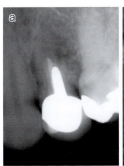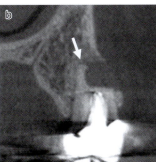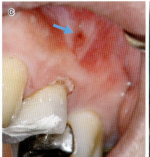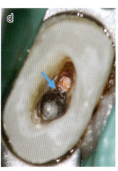

a：術前のX線写真。根尖周囲に透過像を認める。b：術前のCBCT歯列横断像。皮質骨が欠損し、口蓋側の根管壁が残存（矢印）していることを確認できる。c：頬側歯肉にサイナストラクトを確認できる（矢印）。d：マイクロスコープ下でみた根管内の状態。頬側の根管内は空洞で、口蓋側に根管充塡材が認められ、その中間にはイスマスがある（矢印）

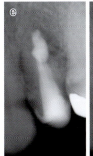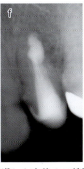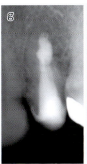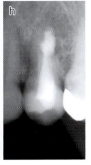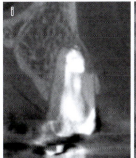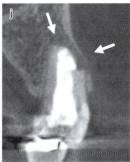

e：MTAで根管充塡した直後のX線写真。f：根管充塡後3ヵ月のX線写真。根尖周囲の透過像が消失傾向になっていることがわかる。g：根管充塡後6ヵ月のX線写真。根尖周囲の透過像はほぼ消失しているようにみえる。h：根管充塡後12ヵ月のX線写真。根尖透過像は認められない

i：根管充塡後6ヵ月のCBCT歯列横断像。根尖透過像は消失し、頬側の皮質骨もほぼ再生している。j：根管充塡後12ヵ月のCBCT歯列横断像。皮質骨は完全に再生している（矢印）

図❾a～j　根尖切除術が失敗した5⏌の感染根管治療症例

7) Branchs D, Trope M: Revascularization of immature permanent teeth with apical periodontitis: New treatment protocol? J Endod, 30(4): 196-200, 2004.
8) Aggarwal V, Singla M: Management of inflammatory root resorption using MTA obturation - a four year follow up. Br Dent J, 208(7): 287-289, 2010.
9) Roig M, Espona J, Mercadé M, et al.: Horizontal root fracture treated with MTA, a case report with a 10-year follow-up. Dent Traumatol, 27(6): 460-463, 2011.
10) Dreger LA, Felippe WT, Reyes-Carmona JF, et al.: Mineral trioxide aggregate and Portland cement promote biomineralization *in vivo*. J Endod, 38(3): 324-329, 2012.
11) Swanson K, Madison S: An evaluation of coronal microleakage in endodontically treated teeth. Part I. Time periods. J Endod, 13(2): 56-59, 1987.
12) Madison S, Wilcox LR: An evaluation of coronal microleakage in endodontically treated teeth. Part III. *In vivo* study. J Endod, 14(9): 455-458, 1988.
13) Khayat A, Lee SJ, Torabinejad M: Human saliva penetration of coronally unsealed obturated root canals. J Endod, 19(9): 458-461, 1993.
14) Jacobson HL, Xia T, Baumgartner JC, et al.: Microbial leakage evaluation of the continuous wave of condensation. J Endod, 28(4): 269-271, 2002.
15) Yazdi KA, Bayat-Movahed S, Aligholi M, et al.: Microleakage of human saliva in coronally unsealed obturated root canals in anaerobic conditions. J Calif Dent Assoc, 37(1): 33-37, 2009.
16) Saunders WP, Saunders EM: Coronal leakage as a cause of failure in root canal therapy: a review. Endod Dent Traumatol, 10(3): 105-108, 1994.
17) Ray HA, Trope M: Periapical status of endodontically treated teeth in relationship to the technical quality of the root filling and the coronal restoration. Int Endod J, 28(1): 12-18, 1995.
18) Uranga A, Blum JY, Esber S, et al.: A comparative study of four coronal obturation materials in endodontic treatment. J Endod, 25(3): 178-180, 1999.
19) Tronstad L, Asbjørnsen K, Døving L, et al.: Influence of coronal restorations on the periapical health of endodontically treated teeth. Endod Dent Traumatol, 16(5): 218-221, 2000.
20) Siqueira JF Jr, Rôças IN, Favieri A, et al.: Bacterial leakage in coronally unsealed root canals obturated with 3 different techniques. Oral Surg Oral Med Oral Pathol Oral Radiol Endod, 90(5): 647-650, 2000.
21) Balto H: An assessment of microbial coronal leakage of temporary materials in endodontically treated teeth. J Endod, 28(11): 762-764, 2002.
22) Weston CH, Barfield RD, Ruby JD, et al.: Comparison of preparation design and material thickness on microbial leakage through Cavit using a tooth model system. Oral Surg Oral Med Oral Pathol Oral Radiol Endod, 105(4): 530-535, 2008.
23) Pinheiro ET, Gomes BP, Ferraz CC, et al.: Evaluation of root canal microorganisms isolated from teeth with endodontic failure and their antimicrobial susceptibility. Oral Microbiol Immunol, 18(2): 100-103, 2003.
24) Siqueira JF Jr, Rocas IN: Polymerase chain reaction-based analysis of microorganisms associated with failed endodontic treatment. Oral Surg Oral Med Oral Pathol Oral Radiol Endod, 97(1): 85-94, 2004.
25) Williams JM, Trope M, Caplan DJ, et al.: Detection and quantification of E. faecalis by real-time PCR (qPCR), reverse transcription-PCR (RT-PCR), and cultivation during endodontic treatment. J Endod, 32(8): 715-721, 2006.
26) Ørstavik D, Haapasalo M: Disinfection by endodontic irrigants and dressings of experimentally infected dentinal tubules. Endod Dent Traumatol, 6(4): 142-149, 1990.
27) Peters LB, Wesselink PR, Buijs JF, et al.: Viable bacteria in root dentinal tubules of teeth with apical periodontitis. J Endod, 27(2): 76-81, 2001.
28) Love RM, Jenkinson HF: Invasion of dentinal tubules by oral bacteria. Crit Rev Oral Biol Med, 13(2): 171-183, 2002.
29) Waltimo TM, Sen BH, Meurman JH, et al.: Yeasts in apical periodontitis. Crit Rev Oral Biol Med, 14(2): 128-137, 2003.
30) Siqueira JF Jr, Sen BH: Fungi in endodontic infections. Oral Surg Oral Med Oral Pathol Oral Radiol Endod, 97(5): 632-641, 2004.
31) Stuart CH, Schwartz SA, Beeson TJ, et al.: Enterococcus faecalis: its role in root canal treatment failure and current concepts in retreatment. J Endod, 32(2): 93-98, 2006.
32) Pitt Ford TR, Torabinejad M, McKendry DJ, et al.: Use of mineral trioxide aggregate for repair of furcal perforations. Oral Surg Oral Med Oral Pathol Oral Radiol Endod, 79(6): 756-763, 1995.
33) Zhu Q, Haglund R, Safavi KE, et al.: Adhesion of human osteoblasts on root-end filling materials. J Endod, 26(7): 404-406, 2000.
34) Holland R, Filho JAO, de Souza V, et al.: Mineral trioxide aggregate repair of lateral root perforations. J Endod, 27(4): 281-284, 2001.
35) Zhang H, Pappen FG, Haapasalo M: Dentin enhances the antibacterial effect of mineral trioxide aggregate and bioaggregate. J Endod, 35(2): 221-224, 2009.
36) Bogen G, Kuttler S: Mineral trioxide aggregate obturation: a review and case series. J Endod, 35(6): 777-790, 2009.
37) Tsai YL, Lan WH, Jeng JH: Treatment of pulp floor and stripping perforation by mineral trioxide aggregate. J Formos Med Assoc, 105(6): 522-526, 2006.
38) Andreasen JO, Farik B, Munksgaard, EC, et al.: Long-term calcium hydroxide as a root canal dressing may increase risk of root fracture. Dent Traumatol, 18(3): 134-137, 2002.
39) Andreasen JO, Munksgaard EC, Bakland LK, et al.: Comparison of fracture resistance in root canals of immature sheep teeth after filling with calcium hydroxide or MTA. Dent Traumatol, 22(3): 154-156, 2006.
40) White JD, Lacefield WR, Chavers LS, et al.: The effect of three commonly used endodontic materials on the strength and hardness of root dentin. J Endod, 28(12): 828-830, 2002.
41) Doyon GE, Dumsha T, von Fraunhofer JA: Fracture resistance of human root dentin exposed to intracanal calcium hydroxide. J Endod, 31(12): 895-897, 2005.
42) Rosenberg B, Murray PE, Namerow K: The effect of calcium hydroxide root filling on dentin fracture strength. Dent Traumatol, 23(1): 26-29, 2007.
43) Hatibovic-Kofman S, Raimundo L, Zheng L: Fracture resistance and histological findings of immature teeth treated with mineral trioxide aggregate. Dent Traumatol, 24(3): 272-276, 2008.
44) Tuna EB, Dincol ME, Gençay K, et al.: Fracture resistance of immature teeth filled with BioAggregate, mineral trioxide aggregate and calcium hydroxide. Dent Traumatol, 27(3): 174-178, 2011.
45) Bakland LK, Andreasen JO: Will mineral trioxide aggregate replace calcium hydroxide in treating pulpal and periodontal healing complications subsequent to dental trauma? A review. Dent Traumatol, 28(1): 25-32, 2012.
46) Cvek M: Prognosis of luxated non-vital maxillary incisors treated with calcium hydroxide and filled with gutta-percha. A retrospective clinical study. Endod Dent Traumatol, 8(2): 45-55, 1992.
47) Webber RT: Apexogenesis versus apexification. Dent Clin North Am, 28(4): 669-697, 1984.
48) Yates JA: Barrier formation time in non-vital teeth with open apices. Int Endod J, 21(5): 313-319, 1988.
49) Morse DR, O'Larnic J, Yesilsoy C: Apexification: review of the literature. Quintessence Int, 21(7): 589-598, 1990.
50) Sheehy EC, Roberts GJ: Use of calcium hydroxide for apical barrier formation and healing in non-vital immature permanent teeth: a review. Br Dent J, 183(7): 241-246, 1997.
51) Abbott PV: Apexification with calcium hydroxide-when should the dressing be changed? The case for regular dressing changes. Aust Endod J, 24(1): 27-32, 1998.
52) Mackie IC: UK National Clinical Guidelines in Paediatric Dentistry. Management and root canal treatment of non-vital immature permanent incisor teeth. Faculty of Dental Surgery, Royal College of Surgeons. Int J Paediatr Dent, 8(4): 289-293, 1998.
53) Mackie IC, Hill FJ: A clinical guide to the endodontic treatment of non-vital immature permanent teeth. Br Dent J, 186(2): 54-58, 1999.

54) Frank AL: Therapy for the divergent pulpless tooth by continued apical formation. J Am Dent Assoc, 72(1): 87-93, 1966.
55) Finucane D, Kinirons MJ: Non-vital immature permanent incisors: factors that may influence treatment outcome. Endod Dent Traumatol, 15(6): 273-277, 1999.
56) Kinirons MJ, Srinivasan V, Welbury RR, et al.: A study in two centres of variations in the time of apical barrier detection and barrier position in nonvital immature permanent incisors. Int J Paediatr Dent, 11(6): 447-451, 2001.
57) Torabinejad M, Hong CU, McDonald F, et al.: Physical and chemical properties of a new root-end filling material. J Endod, 21(7): 349-353, 1995.
58) Torabinejad M, Hong CU, Lee SJ, et al.: Investigation of mineral trioxide aggregate for root-end filling in dogs. J Endod, 21(12): 603-608, 1995.
59) Hachmeister DR, Schindler WG, Walker WA 3rd, et al.: The sealing ability and retention characteristics of mineral trioxide aggregate in a model of apexification. J Endod, 28(5): 386-390, 2002.
60) Bidar M, Disfani R, Gharagozloo S, et al.: Medication with calcium hydroxide improved marginal adaptation of mineral trioxide aggregate apical barrier. J Endod, 36(10): 1679-1682, 2010.
61) Ham KA, Witherspoon DE, Gutmann JL: Preliminary evaluation of BMP-2 expression and histological characteristics during apexification with calcium hydroxide and mineral trioxide aggregate. J Endod, 31(4): 275-279, 2005.
62) Felippe WT, Felippe MCS, Rocha MJ: The effect of mineral trioxide aggregate on the apexification and periapical healing of teeth with incomplete root formation. Int Endod J, 39(1): 2-9, 2006.
63) Chala S, Abouqal R, Rida S: Apexification of immature teeth with calcium hydroxide or mineral trioxide aggregate: systematic review and meta-analysis. Oral Surg Oral Med Oral Pathol Oral Radiol Endod, 112(4): e36-42, 2011.
64) El-Meligy OAS, Avery DR: Comparison of apexification with mineral trioxide aggregate and calcium hydroxide. Pediatr Dent, 28(3): 248-253, 2006.
65) Pradhan DP, Chawla HS, Gauba K, et al.: Comparative evaluation of endodontic management of teeth with unformed apices with mineral trioxide aggregate and calcium hydroxide. J Dent Child (Chic), 73(2): 79-85, 2006.
66) Grossman LI: Endodontic Practice, 10th edn. Lea & Febiger, Philadelphia, 1982: 279.
67) Sundqvist G, Figdor D: Endodontic treatment of apical periodontitis. In: Essential Endodontology: Prevention and Treatment of Apical Periodontitis, 1st edn (eds. Ørstavik D, Pitt Ford TR). Blackwell, Oxford, 1998: 242-277.
68) Carrotte P: Endodontics: Part 8. Filling the root canal system. Br Dent J, 197(11): 667-672, 2004.
69) Torabinejad M, Watson TF, Pitt Ford TR: The sealing ability of a mineral trioxide aggregate as a retrograde root filling material. J Endod, 19(12): 591-595, 1993.
70) Boutsioukis C, Noula G, Lambrianidis T: *Ex vivo* study of the efficiency of two techniques for the removal of mineral trioxide aggregate used as a root canal filling material. J Endod, 34(10): 1239-1242, 2008.
71) Holland R, de Souza V, Nery MJ, et al.: Calcium salts deposition in rat connective tissue after the implantation of calcium hydroxide-containing sealers. J Endod, 28(3): 173-176, 2002.
72) Lee YL, Lee BS, Lin FH, et al.: Effects of physiological environments on the hydration behavior of mineral trioxide aggregate. Biomaterials 25(5): 787-793, 2004.
73) Santos AD, Moraes JCS, Araújo EB, et al.: Physico-chemical properties of MTA and a novel experimental cement. Int Endod J, 38(7): 443-447, 2005.
74) Bozeman TB, Lemon RR, Eleazer PD: Elemental analysis of crystal precipitate from gray and white MTA. J Endod, 32(5): 425-428, 2006.
75) Camilleri J: The chemical composition of mineral trioxide aggregate. J Conserv Dent, 11(4): 141-143, 2008.
76) Duarte MA, Demarchi AC, Yamashita JC, et al.: pH and calcium ion release of 2 root-end filling materials. Oral Surg Oral Med Oral Pathol Oral Radiol Endod, 95(3): 345-347, 2003.
77) Al-Nazhan S, Al-Judai A: Evaluation of antifungal activity of mineral trioxide aggregate. J Endod, 29(12): 826-827, 2003.
78) Fridland M, Rosado R: MTA solubility: a long term study. J Endod, 31(5): 376-379, 2005.
79) Al-Hezaimi K, Naghshbandi J, Oglesby S, et al.: Comparison of antifungal activity of white-colored and gray colored mineral trioxide aggregate (MTA) at similar concentrations against Candida albicans. J Endod, 32(4): 365-367, 2006.
80) Ribeiro CS, Kuteken FA, Hirata Júnior R, et al.: Comparative evaluation of antimicrobial action of MTA, calcium hydroxide and Portland cement. J Appl Oral Sci, 14(5): 330-333, 2006.
81) Jacobovitz M, Vianna ME, Pandolfelli VC, et al.: Root canal filling with cements based on mineral aggregates: an *in vitro* analysis of bacterial microleakage. Oral Surg Oral Med Oral Pathol Oral Radiol Endod, 108(1): 140-144, 2009.
82) Reyes-Carmona JF, Felippe MS, Felippe WT: Biomineralization ability and interaction of mineral trioxide aggregate and white portland cement with dentin in a phosphate-containing fluid. J Endod, 35(5): 731-736, 2009.
83) Okiji T, Yoshiba K: Reparative dentinogenesis induced by mineral trioxide aggregate: A review from the biological and physicochemical points of view. International Journal of Dentistry, Volume 2009, Article ID 464280, 12 pages. doi: 10.1155/2009/464280
84) Holland R, DeSouza V, Nery MJ, et al.: Reaction of rat connective tissue to implanted dentin tubes filled with mineral trioxide aggregate or calcium hydroxide. J Endod, 25(3): 161-166, 1999.
85) Sarkar NK, Caicedo R, Ritwik P, et al.: Physicochemical basis of the biologic properties of mineral trioxide aggregate. J Endod, 31(2): 97-100, 2005.
86) Bozeman TB, Lemon RR, Eleazer PD: Elemental analysis of crystal precipitate from gray and white MTA. J Endod, 32(5): 425-428, 2006.
87) Sim TPC, Knowles JC, Ng Y-L, et al.: Effect of sodium hypochlorite on mechanical properties of dentine and tooth surface strain. Int Endod J, 34(2): 120-132, 2001.
88) Grigoratos D, Knowles J, Ng YL, et al.: Effect of exposing dentine to sodium hypochlorite and calcium hydroxide on its flexural strength and elastic modulus. Int Endod J, 34(2): 113-119, 2001.
89) Topcuoğlu HS, Arsian H, Keles A, et al.: Fracture resistance of roots filled with three different obturation techniques. Med Oral Patol Oral Cir Bucal, 17(3): e528-e532, 2012.
90) Tuna EB, Dinçol ME, Gençay K, et al.: Fracture resistance of immature teeth filled with BioAggregate, mineral trioxide aggregate and calcium hydroxide. Dent Traumatol, 27(3): 174-178, 2011.
91) Torabinejad M, Pitt Ford TR, McKendry DJ, et al.: Histologic assessment of mineral trioxide aggregate as a root-end filling in monkeys. J Endod, 23(4): 225-228, 1997.
92) Baek SH, Plenk H Jr, Kim S: Periapical tissue responses and cementum regeneration with amalgam, SuperEBA, and MTA as root-end filling materials. J Endod, 31(6): 444-449, 2005.
93) Pitt Ford TR, Torabinejad M, McKendry DJ, et al.: Use of mineral trioxide aggregate for repair of furcal perforations. Oral Surg Oral Med Oral Pathol Oral Radiol Endod, 79(6): 756-763, 1995.
94) Cavenago BC, Pereira TC, Duarte MA H, et al.: Influence of powder-to-water ratio on radiopacity, setting time, pH, calcium ion release and a micro-CT volumetric solubility of white mineral trioxide aggregate. Int Endod J, 47(2): 120-126, 2014.
95) Kogan P, He J, Glickman GN, et al.: The effects of various additives on setting properties of MTA. J Endod, 32(6): 569-572, 2006.
96) Basturk FB, Nekoofar FM, Günday M, et al.: The effect of various mixing and placement techniques on the compressive strength of mineral trioxide aggregate. J Endod, 39(1): 111-114, 2013.
97) Gancedo-Caravia L, Garcia-Barbero E: Influence of humidity and setting time on the push-out strength of mineral trioxide aggregate obturations. J Endod, 32(9): 894-896, 2006.
98) Namazikhah MS, Nekoofar MH, Sheykhrezae MS, et al.: The effect of pH on surface hardness and microstructure of mineral trioxide aggregate. Int Endod J, 41(2): 108-16, 2008.

5章 根管充塡と築造

04 結合性シーラー

九州歯科大学歯学部歯学科　口腔機能学講座　口腔保存治療学分野　鷲尾絢子　北村知昭

　結合性シーラーは、根管壁象牙質表面に存在する組織液との接触で生じるシーラー表層でのハイドロキシアパタイト（HAp）微結晶析出・成長による象牙質表面との結合と、続いて象牙細管内に生じるHApタグ様構造形成によって根管封鎖性を得る根管用シーラー（以下、シーラー）を指す（図1）。

　本項では、最初に結合性シーラーを理解するうえで重要となる根管充塡の概念の変化と、それに伴うシーラーの新たな役割について説明する。次に、代表的な結合性シーラーについて概説し、そのなかで、抜髄などのイニシャルトリートメントから感染根管治療などのリトリートメントまで使用可能な日本発のバイオセラミックス系シーラー「ニシカキャナルシーラーBG」の詳細を、臨床症例とともに紹介する。

新たな根管充塡の概念とシーラーの役割

　根管充塡は、ラバーダムによる術野の隔離後や根管形成・洗浄、そして貼薬によって無菌化した根管の完全封鎖を目的として、シーラーとガッタパーチャポイント（以下、G.ポイント）を用い、加圧によって根管と口腔および根尖歯周組織を繋ぐ経路のすべてを物理的に封鎖すると考えられてきた。

　近年、複雑な根管系の完全な無菌化と封鎖には限界があることが再認識されている。また、生体内に用いる医療用バイオマテリアルの安全性に関して厳しい目が向けられており、根管充塡材料に対しても、歯内治療の限界を補うために付与されているシーラーの成分自体が示す持続的な根尖歯周組織への刺激が指摘されている。

　根管充塡の新しい概念では、的確な根管形成・洗浄と補助的な根管貼薬によって「可及的」にクリーンにした根管内に、封鎖性および生体親和性の高いシーラーを用い、側枝や象牙細管内に残存する微量の細菌を「埋葬（Entombment）」、「化石化（Fossilization）」して不活化することを目的とする（図2）[1,2]。このように、根管充塡の概念およびシーラーの役割に対する考え方そのものが大きくシフトしており、結合性シーラーは新しい概念にマッチした根管充塡材料として非常に期待されている。

結合性シーラーの種類

　代表的な結合性シーラーとして、EndoSequence BC sealer（Brasseler USA）、MTAフィラペックス（アンジェラス）、およびニシカキャナルシーラーBG（日本歯科薬品）がある（図3a〜c）。

1. **EndoSequence BC sealer（以下、BCシーラー）**
　シリンジに入っている1ペーストタイプで、キャピラリーチップでの充塡が可能である。親水性で硬化時に膨張するため、根管封鎖性に優れており[3]、

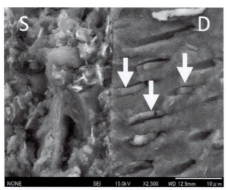

図❶　結合性シーラー。シーラーから象牙細管内に伸長したHApのタグ様構造（矢印）［参考文献3）より引用改変］

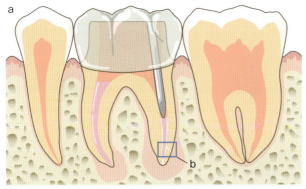
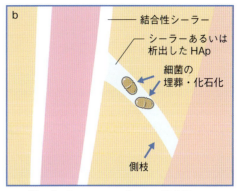

図❷　a：シーラーによる象牙細管内細菌の埋葬（Entombment）および化石化（Fossilization）。b：拡大図

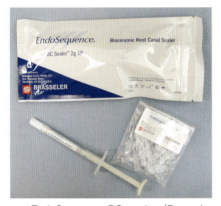
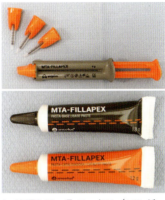
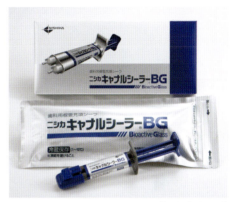

a：EndoSequence BC sealer（Brasseler USA）

b：MTAフィラペックス（アンジェラス）。上：オートミックス、下：ハンドミックス

c：ニシカキャナルシーラー BG（日本歯科薬品）

図❸a〜c　代表的な結合性シーラー

根尖歯周組織の正常細胞に毒性を示さず、生体親和性が非常に高い[4,5]。BCシーラーを同社から発売されているBCコーティングG.ポイントと併用した場合、シーラー硬化後の硬度が高く、リトリートメントの際に根管から除去することが困難となる。現在、国内では入手困難で保険診療対応ではないため、患者へ十分に説明したうえで、自費診療での使用となる。

2．MTAフィラペックス

オートミックスシリンジタイプとハンドミックスチューブタイプがある。G.ポイントを用いた加圧根管充塡シーラーとして使用できる。結合性シーラーの封鎖様式ではあるが、40% Mineral Trioxide Aggregate（MTA）に加えてレジンを含有しているため、わずかに収縮することから封鎖性は劣る[6]。また、生体親和性が劣ることも数多く報告されている。ファイルなどを用いて、根管からの除去は可能である。

3．ニシカキャナルシーラー BG

ニシカキャナルシーラー BGは、2017年11月に発売された結合性シーラーである。物性の均一化と簡便な操作性を有する2ペースト、ダブルシリンジタイプで、プランジャーを押すことで2つのペーストを自動的に等量採取できる。採取されたペーストは練和しやすく、つねに一定の稠度で使用できるという経済性・操作性を有している（図4）。保険診療に対応しているため、前述のとおり日常の歯科医療でイニシャルトリートメントからリトリートメントまで使用可能な日本発の次世代型根管用シーラーとして期待されている。以下、ニシカキャナルシーラー BGが示す優れた封鎖性[3]、生体親和性[4,7]、および除去性[8]について説明する。

新しい結合性シーラー ニシカキャナルシーラー BG

ニシカキャナルシーラー BGには、科学的根拠に基づいて整形外科領域を中心に使用される生体医療材料の一種である「Bioactive Glass」[9,10]が配合さ

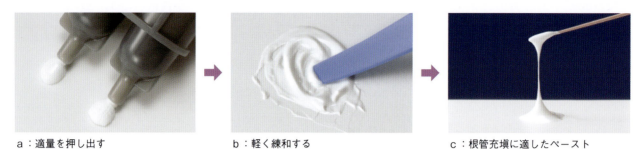

a：適量を押し出す　　b：軽く練和する　　c：根管充填に適したペースト

図❹　適量を押し出し、軽く練和するだけでつねに一定の稠度で使用できる

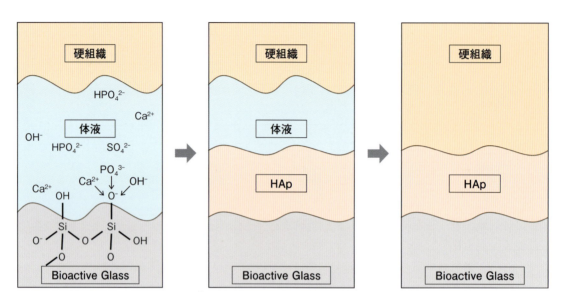

図❺　Bioactive Glass から体液中に Ca^{2+} が溶出し、Bioactive Glass 表面に水和したシリカゲルがアパタイトの核を形成する。核に体液から PO_4^{3-} が供給されてアパタイト層を形成し、次第に硬組織と Bioactive Glass は結合する

れている。ちなみに、名称の最後にある「BG」は、Bioactive Glass の略称である。

1．Bioactive Glass とは

歯科医療で注目されているバイオマテリアルとして、「バイオセラミックス」がある。バイオセラミックスは非金属無機系医療材料の一分類であり、金属やレジンにはない耐摩耗性・耐腐食性・耐熱性・審美性に加え、生体活性・生体親和性といった、「バイオ」としての優れた長所を有している。Bioactive Glass を体内に埋入すると、表層部分から周囲の組織に造骨が促進される物質が溶出し、その表面に HAp 微結晶が生成・成長し、Bioactive Glass と硬組織の間で結合が生じて一体化する（図5）。

バイオセラミックスとされている MTA は、工業用セメントである Portland cement と同様の無機酸化物に石膏などが添加されたものであることから、厳密にはバイオセラミックスに分類されない。一方で、Bioactive Glass をはじめとするバイオセラミックスと類似した作用機序を示し、機能面において高い生体活性・生体親和性を示すため、MTA はバイオセラミックス同様に、「バイオアクティブ系」に分類できる。

以上より、ニシカキャナルシーラー BG は、バイオセラミックスである Bioactive Glass を主成分とした「バイオアクティブ」を有する、真の「バイオセラミックス系シーラー」といえる。

2．物理化学的特性

ニシカキャナルシーラー BG は、JIS 規格（JIS T 6522：2015）で要求されている事項のすべてを満たすとともに、硬化時にわずかに膨張する性質を有している。根管内に本シーラーを充填後、根管から G. ポイントが引き抜けなくなるまでは約60分、完全硬化までには充填後約180分を要する。また、擬似体液中に浸漬するとpH 10程度で安定し、表面にHAp 様の板状結晶構造が形成される[11]。この性質が前述した微量に残存している細菌の埋葬・化石化、

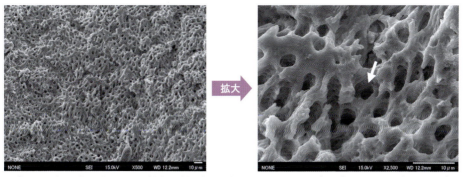

図❻ 再根管形成・洗浄した根管象牙質の象牙細管は開口しており（矢印）、シーラー自体および形成されたHApのタグ様構造は除去されていた

そして後述する優れた生体親和性や封鎖性に繋がっている。

3．優れた生体親和性

in vitro および *in vivo* の研究をとおして、ニシカキャナルシーラーBGの高い生体親和性が確認されている。組織の創傷治癒で重要なプロセスである細胞遊走および細胞生存に及ぼす影響について、歯根膜細胞と骨芽細胞様細胞を用いて *in vitro* で検討した結果、本シーラー存在下の歯根膜細胞と骨芽細胞様細胞の遊走・生存は、シーラーの刺激を受けていないときと同等であった[4]。また、根管充填後の根尖封鎖で主要な役割を果たすセメント芽細胞は、硬化した本シーラーに直接接触する位置まで細胞が遊走・増殖することがあきらかにされている。さらに、*in vivo* でラット臼歯抜髄モデルの根管に充填したところ、根尖歯周組織の創傷治癒を阻害することなく、すでに臨床応用されている他シーラーと同等、あるいはそれ以上の生体親和性を示すこともあきらかにされている[7]。根尖歯周組織の創傷治癒にとって、この優れた生体親和性は重要な特性となる。発売開始から短期間であるが、ニシカキャナルシーラーBGを用いた根管充填では、術中および術後に疼痛は生じておらず、臨床においても生体親和性が高いことが示されている。

4．優れた封鎖性

臨床と同じレベルで根管形成後に洗浄・乾燥を行ったヒト抜去歯の根管に充填すると、根管壁象牙質に微量に存在する組織液と接触することで、配合されたBioactive Glassの反応によってニシカキャナルシーラーBG表面にHAp結晶が析出し、さらにその結晶は象牙細管内へ成長してタグ様構造を形成する。象牙質はタンパク質とHApで構成されているので、このメカニズムによって成長したHApは根管象牙質と結合し[3]、本シーラーと象牙質は一体化する。封鎖性評価試験では、本シーラーで側方加圧根管充填を行った歯のコロナルリーケージ（歯冠側から根尖に向けての漏洩）は、他の既存シーラーの半分程度であり、経時的に漏洩量は減少した。シングルポイント法による根管充填歯のコロナルリーケージはさらに低い結果を示した[3]。シーラーの根管内占有体積が大きいほど、根管象牙質と本シーラーの接触面積が増加し、形成されるHAp層も増加するため、封鎖性が非常に高くなると考えられる。

5．リトリートメント時の除去性

精度の高い歯内治療を行っても根管の完全な無菌化は困難であること、また、抜髄後の歯は知覚がないため、再感染を検知する能力がないことを考えると、イニシャルトリートメントを施した歯に対するリトリートメントの可能性は、臨床上視野に入れておかなければならない。そのため、シーラーには高い封鎖性が必要である反面、リトリートメント時に除去できる性質も必要となる。

ニシカキャナルシーラーBGは高い封鎖性を有する一方で、既存のシーラーと同様に充填物の除去と根尖孔穿通は可能であった。除去後に再根管形成・洗浄した根管象牙質の象牙細管は開口しており、シーラー自体および形成されたHApのタグ様構造は除去されていた（図6）[8]。この結果は、本シーラーはリトリートメントを阻むことなく、イニシャルトリートメントからリトリートメントまで使用可能

症例1

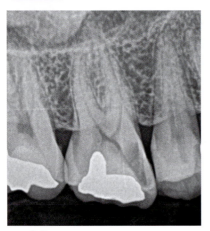
a：術前

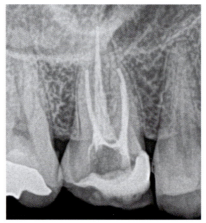
b：根管充塡直後

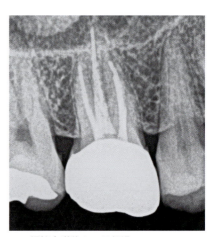
c：根管充塡後3ヵ月経過

図❼a〜c　43歳、女性。6⎿の自発痛を主訴として来院（三浦弘喜氏のご厚意による）

であることを示している。

6．使用上の注意点

ニシカキャナルシーラーBGは、湿度と温度の影響を受けてペーストが硬く変化する性質がある。そのため、本材はアルミパックに封入された製品形態となっており、使用後はアルミパックに収納して凍結をさけて冷蔵（1〜10℃）で保存することが推奨される。

練和に際しては、金属スパチュラを用いるとシーラー成分により金属スパチュラが削られ、ペーストに削片が混入し色調や物性の変化が生じる可能性がある。したがって、練和にはプラスチックスパチュラを用いる。

症例

1．抜髄への使用

43歳、女性。6⎿の自発痛を主訴として来院した。術前の口腔内診査で、近心隣接面部にう蝕様の着色および冷水痛が認められた。デンタルX線写真では、近心隣接面部に髄角に到達する透過像が観察された（図7a）。以上の診査結果から、急性歯髄炎（症候性不可逆性歯髄炎）と診断した。

浸潤麻酔後、マイクロスコープ下でメタルインレー除去および抜髄即日根管充塡を実施した。抜髄および根管形成後、EDTA溶液（スメアクリーン、日本歯科薬品）と次亜塩素酸ナトリウム溶液（アンチホルミン、日本歯科薬品）を用い、超音波機器（バリオス750、ナカニシ）を併用して根管洗浄および乾燥を行った。根管内に出血および残存歯髄組織は認められなかったため、G.ポイントとニシカキャナルシーラーBGを用い、近心2根と口蓋根はマルチポイント法で、遠心根はシングルポイント法にて根管充塡を行った（図7b）。

根管充塡から3ヵ月経過後のデンタルX線写真を示す（図7c）。根管充塡後はユニフィルコアEM（ジーシー）にてレジン築造を行い、FMCを装着した。現在、疼痛などの炎症症状は認められない。

2．感染根管治療への使用

55歳、女性。⎿12の治療目的で紹介され来院した。術前の口腔内診査で、前装鋳造冠が装着された両歯には、打診痛、および唇側歯肉の根尖相当部に発赤・腫脹と圧痛が認められた。デンタルX線写真では、両歯とも長い根管内ポストや不良な根管充塡、および根尖周囲透過像が観察された（図8a）。以上の診査結果から、慢性化膿性根尖性歯周炎（症候性根尖性歯周炎）と診断した。

マイクロスコープ下で補綴物を除去後、感染根管治療を実施した。根管形成後、EDTA溶液（スメアクリーン、日本歯科薬品）と次亜塩素酸ナトリウム溶液（アンチホルミン、日本歯科薬品）を用い、超音波機器（P-Max、スプラソン）を併用して根管洗浄を行った。根管貼薬には水酸化カルシウム製剤

症例2

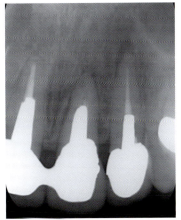
a：術前

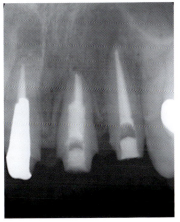
b：根管充填直後

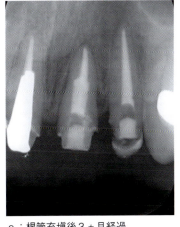
c：根管充填後3ヵ月経過

図❽a〜c　55歳、女性。1 2の治療目的で紹介されて来院

（カルシペックスⅡ、日本歯科薬品）を用いた。複数回の根管洗浄・貼薬を経て症状が消退して再発がないことを確認した後、G.ポイントとニシカキャナルシーラーBGを用い、シングルポイント法にて根管充填を行った（図8b）。

根管充填後3ヵ月経過のデンタルX線写真を示す（図8c）。他部位の治療のため、両歯ともまだ補綴治療が行われていないが、術前にみられた根尖部透過像の縮小が確認できる。

根管充填の概念およびシーラーの役割が大きく変化しているいま、臨床での操作性に加え、根管象牙質への接着や結合による封鎖性、歯周組織の創傷治癒を妨げない高い生体親和性の視点から、シーラーは選択されるべきである。ニシカキャナルシーラーBGは、イニシャルトリートメントおよびリトリートメントのいずれにおいても有用な、日本発の次世代型バイオセラミックス系根管用シーラーである。今後、長期間の臨床経過を追う必要があるが、これまで蓄積されたエビデンスにより、日常の歯科医療にパラダイムシフトを起こすバイオマテリアルとして、おおいに期待できる。

【参考文献】

1) William T, James CK: Obturation of the cleaned and shaped root canal, Hargreaves KM, Cohen S: Pathways of the Pulp; 10th ed, Mosby, St. Louis, 2011: 349-388.
2) Yoo Jun Sang, et al.: Int J of Oral Sci. 6: 227-232, 2014.
3) 吉居慎二，鷲尾絢子，諸冨孝彦，北村知昭：バイオガラス配合シーラーの根管封鎖性と象牙質への影響. 日本歯科保存学会雑誌, 59(6): 463-471, 2016.
4) 鷲尾絢子，吉居慎二，諸冨孝彦，前田英史，北村知昭：歯根膜細胞と骨芽細胞様細胞の細胞遊走能・生存能に対するバイオガラス配合シーラーの影響. 日本歯科保存学会雑誌, 60(3): 96-104, 2017.
5) Ma J, Shen Y, Stojicic S, Haapasalo M: Biocompatibility of two novel root repair materials. J Endod. 37(6): 793-798, 2011.
6) Zhou HM, Shen Y, Zheng W, Li L, Zheng YF, Haapasalo M：Physical properties of 5 root canal sealers. J Endod, 39(10): 1281-1286, 2013.
7) 諸冨孝彦，花田可緒理，鷲尾絢子，吉居慎二，松尾 拡，北村知昭：新規バイオガラス配合根管充填用シーラーのラット臼歯根尖歯周組織に対する影響. 日本歯科保存学会雑誌, 60(4): 120-127, 2017.
8) 鷲尾絢子，吉居慎二，諸冨孝彦，北村知昭：バイオガラス配合シーラーを用いた根管充填材の除去に関する検討. 日本歯科保存学会雑誌, 60(1): 14-21, 2017.
9) Kokubo T, Yakadama H: How useful is SBF in predicting in vivo bone bioactivity?. Biomaterial, 27(15): 2907-2915, 2006.
10) Lutz-Christian G, et al: Bioactive Glass and Glass-Ceramic Scaffolds for Bone Tissue Engineering. Materials, 3(7): 3867-3910, 2010.
11) Washio A, et al.: Physicochemical properties of newly developed bioactive glass cement and its effects on various cells. J Biomed Res Appl Biomater, 103(2): 373-380, 2015.

5章 根管充填と築造

05 支台築造の選択基準

福岡歯科大学口腔歯学部　口腔治療学講座　歯科保存学分野　阿南 壽

　根管充填後の歯冠修復において髄室開拡に伴う歯質の欠損を補うためには、支台築造が必要となる。一方、支台築造のための健全歯質の過剰な切削は、近年のMIの実践[1,2]や接着性修復材料の物理的・機械的性質の向上[3]によって不要になった。また、2015年10月28日の中央社会保険医療協議会において、保険医療機器C2区分で「ジーシーファイバーポスト」が承認され、2016年1月からファイバーポスト併用レジン支台築造（以下、ファイバーコア）が保険収載された。その後、各メーカーからもファイバーポストが販売されるようになり、日常臨床においてメタルコアに加え、直接法あるいは間接法によるファイバーポストが応用されることになった（表1、2）。そこで、本項では現在使用されている支台築造の選択基準について概説する。

残存歯質量による支台築造の選択

　支台築造は、歯冠の一部または大部分が欠損し、

表❶　直接法による支台築造の保険点数（2016年4月1日から）
a：大臼歯の場合

	支台築造	材料料	ファイバーポスト（1本につき）	合計
その他（ファイバーポストの場合）	154	27	89（2本の場合178）	270（2本の場合359）
その他（上記以外）	126	33	―	159

b：前歯・小臼歯の場合（前歯は1本まで、小臼歯も1根管であれば1本まで）

	支台築造	材料料	ファイバーポスト（1本につき）	合計
その他（ファイバーポストの場合）	128	15	89（2本の場合178）	232（2本の場合321）
その他（上記以外）	126	21	―	147

表❷　間接法による支台築造の保険点数（2016年4月1日から）
a：大臼歯の場合

	印象	支台築造	材料料	ファイバーポスト（1本につき）	合計
メタルコア	30	176	65	―	271
その他（ファイバーポストの場合）	30	176	27	89（2本の場合178）	322（2本の場合411）
その他（上記以外）	30	126	33	―	189

b：前歯・小臼歯の場合（前歯は1本まで、小臼歯も1根管であれば1本まで）

	印象	支台築造	材料料	ファイバーポスト（1本につき）	合計
メタルコア	30	150	40	―	220
その他（ファイバーポストの場合）	30	150	15	89（2本の場合178）	284（2本の場合373）
その他（上記以外）	30	126	21	―	177

表❸ 残存歯質量による根管充填歯の歯冠修復に関するガイドライン（参考文献6）より引用改変）

クラス	残存壁数	部位	ポスト	コア	歯冠修復物・装置
クラスⅠ	4壁残存	前歯群・臼歯群	設定なし	コンポジットレジン	種類を選ばない
クラスⅡ	3壁残存				
クラスⅢ	2壁残存				
クラスⅣ	1壁残存	前歯群	ファイバーポスト	コンポジットレジン	クラウン
		臼歯群	ファイバーポスト or 金属ポスト	コンポジットレジン or 鋳造金属	アンレー or クラウン
クラスⅤ	0壁残存	前歯群・臼歯群	ファイバーポスト or 金属ポスト	コンポジットレジン or 鋳造金属	アンレー or クラウン

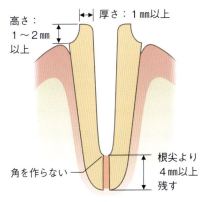

図❶ フェルールの高さと厚さ

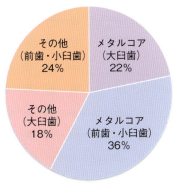

図❷ 支台築造の割合（参考文献9）より引用改変）

そのままでは適正な支台歯形態が得られない場合に、人工材料によって欠損歯質を補い、支台歯形態を整えるために行われる4）。根管充填歯に行う支台築造は、残存歯質量と歯冠部の壁面数によって選択される支台築造は異なってくる5）。また、坪田6）は、根管充填歯の歯冠部の残存壁数から選択される支台築造および歯冠修復法の臨床指針について報告している（表3）。歯冠部の残存壁数が4壁から2壁までの十分に歯質が残存している症例では、接着性修復材料であるコンポジットレジンを用いた歯冠部のレジンコアによる支台築造が可能である。一方、歯冠部の残存歯質が少ない症例では、根管に維持を求めるためにポスト孔形成後、歯根部のポストと歯冠部のコアによって支台築造が行われる。

欠損歯質の状態による支台築造の選択

歯冠部歯質の残存量が少なく、歯冠部分のみでは築造体の維持が困難な症例では、歯冠築造部コアと根管内ポスト部が一体となったコアとポストによる支台築造法が適用される。その際、適切なフェルール（帯環）の確保が重要となる（図1）。フェルールとは、クラウンのマージンより歯冠側に残る健康な象牙質である。咬合力がポストに伝わると、根管壁を押し広げる力となって歯根破折を誘発するが、このフェルールが残存することで歯根破折は著しく防止されることをフェルール効果（帯環効果）という。また、ポスト形成には高さ2mm、厚さ1mmのフェルールが必要であるが、最近では使用されるコアレジンおよび接着技術の進歩により、フェルールの高さ、厚さは1.0mm以上でもよいとする報告も散見される7,8）。

材料の種類による支台築造の選択

1．鋳造金属による支台築造（メタルコア）

平成26年度社会医療診療行為別調査から、使用されたメタルコアは支台築造全体の約60％と報告されている。また、歯種と材料の種類別の割合では、大臼歯のメタルコアは全体の22％、前歯・小臼歯のメタルコアは36％とされている（図2）。鋳造金属に

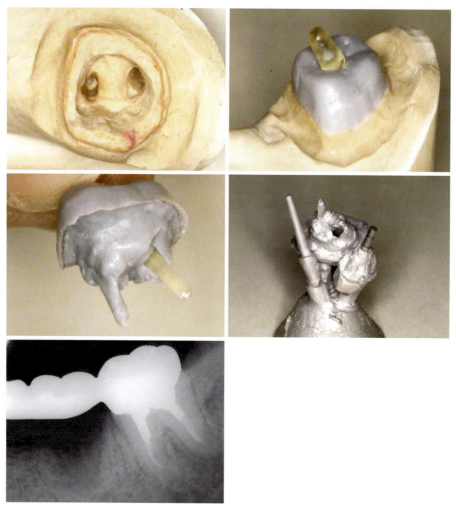

図❸　分割コアによる支台築造（福岡県・右近晋一氏のご厚意による）

よる支台築造は、一般に歯冠部歯質の残存量が少なく、歯冠部分に保持が頼れない症例に対して行われる。その構造は、根管内ポスト部と歯冠築造部（コア）を一体とした鋳造物より構成されている。歯肉縁下に実質欠損が及ぶ症例にも適用でき、ほとんどすべての症例への応用が可能である。柔軟で汎用性のある設計が可能であり、形態の付与に自由度があることや機械的強度に優れているなどの利点がある（図3）。

一方、メタルポストはアンダーカットの除去のために歯質削除量が多くなることや、歯質のような弾性がないためにメタルポストの周囲に応力が集中し、歯根破折の原因となる可能性が示唆されている[8]。また、金属アレルギーの患者には使用禁忌であり、CAD/CAM冠などの審美性歯冠修復物の支台には色調が暗くなるため、使用を控えることが望ましい。

2．鋳造金属を用いない支台築造

1）レジンコアのみの支台築造（冠部歯髄腔保持型）

坪田は、根管充塡歯の歯冠修復に関する臨床指針のなかで、根管歯質の削合により画一的なポスト孔の形成を避ける必要があると述べている[10]。健全な歯質を可及的に保存し、ポスト孔の形成を回避できるか診断を行うことが、歯根破折を予防するための第一の安全対策である。冠部歯髄腔のみに築造形成を行い、適切な象牙質接着能を有する支台築造用コンポジットレジンシステムを用いることにより、歯根破折のリスクは著明に低下する。また、冠部歯髄腔保持型のレジンコアでは、ポスト孔を形成しないことにより、根管壁穿孔のリスクがなく、コロナルリーケージのリスクも減少する（図4）。

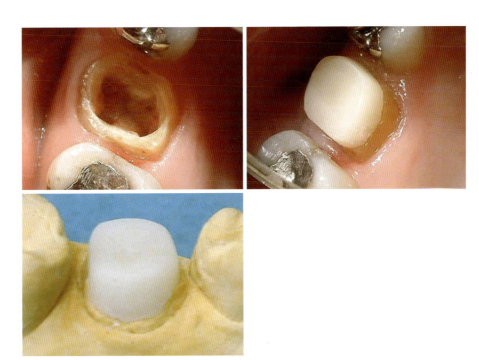

図❹ 冠部歯髄腔保持型のレジンコア

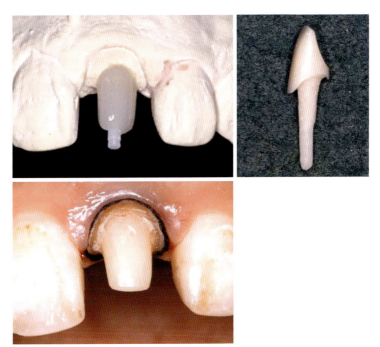

図❺ 間接法により作製されたファイバーコア（福岡県・生山 隆氏のご厚意による）

2）レジンコアとファイバーポストを用いた支台築造（ファイバーコア）

歯冠部の残存歯質が少ない症例では根管に維持を求めるため、ポスト孔形成後に歯根部のファイバーポストと歯冠部のレジンコアによって構成されるファイバーコアによる支台築造が行われる（**図5**）。**表4**にファイバーポストの長所を示す。ファイバーコアの最も優れた特徴は、歯質と同様に咬合力に対してたわむ性質（弾性）を有することである。歯根への応力が分散されるため、歯根破折が低減することが示唆されている。一方、鋳造メタルポストコアと歯質との境界部では、高い応力（赤部）の発生がみられる（**図6**）。

Axelssonらは、プラークコントロールの確立した集団における歯の保存状態を30年間にわたって追跡調査した結果、歯の喪失原因の約60％は歯根破折で

表❹ ファイバーポストの長所

1. 弾性係数が象牙質に近似する
2. 歯根内に応力が集中しにくい
3. 白色、透明色のため、歯冠部の審美性を阻害しない
4. 色調が明るいために審美阻害がなく、上部構造の色調再現に優れる
5. 細かい根管にも対応しやすく、歯質削除量が少ない
6. ポストが腐食せず、歯質を変色させない
7. メタルフリーを獲得できる

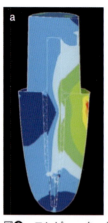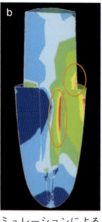

図❻ コンピューターシミュレーションによる各種支台築造体の応力解析。a：グラスファイバー＋レジンポストコア、b：鋳造メタルポストコア（日本橋クリニック歯科 海渡智義氏、日本歯科大学 新谷明一氏のご厚意による）

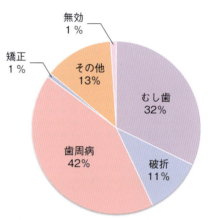

図❼ 抜歯の主原因（参考文献[12]より引用改変）

あったことを報告している[11]。また、2005年の8020推進財団の報告書[12]によると、わが国の歯の喪失の原因の11％は「破折」であることが示されている（図❼）。今後さらに、う蝕や歯周病の管理が進むことにより、歯の喪失の原因として歯根破折の増加が推測される。近年、ファイバーコアはメタルコアに比較して歯根破折が減少することが示唆されており[8]、日常臨床でファイバーコアの使用が増加していることが報告されている[13]。

ポスト孔形成と支台築造

1. メタルコアのポスト形成

金属ポストの形成では、根管歯質に対してアンダーカットが残らないように、根管バーを用いて最小限の根管拡大を行う。ポスト孔の幅径は、最大でも歯根の直径の1/3を超えないようにする。また、ポストの長さは歯冠長と等長、あるいは歯根長の2/3が必要とされている。一方、複根歯ではポスト孔形成を無理に行うと彎曲根管のストリップパーフォレーションを惹起するため、安全対策として、根管の彎曲から逸脱しないようにポスト孔を形成することが重要である。

2. ファイバーコアのポスト形成

ファイバーコアのポスト孔形成においては、残存歯質の高径が全周にわたり1mm以上必要である。また、ファイバーポストが直線的に装着できない症例では使用禁忌となる。そのため、ファイバーコアのポスト形成においては、まず直線的なポスト孔の形成が可能かどうかについて検証することが重要である。ファイバーポストを使用しても、無理なポスト孔形成を行っては歯根破折の要因となる。そのため、歯根破折の原因となる根管歯質への機械的侵襲を低下させることを目的として、各ファイバーポストに対応した専用ドリルの使用が提唱されている（図❽）。専用ドリルは、過剰に根管歯質を削合しないように毎分2,000～5,000回転で使用され、ストリップパー

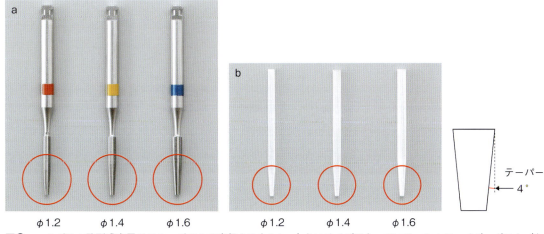

図❽ a：ポスト孔形成専用ドリル。ポストの直径よりも0.1mm大きいサイズになっている。b：ファイバーポスト（ともにジーシー）

フォレーションの回避、根管の形状に合った形成が可能となる。

ファイバーコア作製における直接法と間接法の選択

直接法は、1回のチェアータイムは長くなるが、1日で支台築造・支台歯形成・印象採得が可能で、窩洞内にアンダーカットがあっても使用可能という利点がある。歯冠部歯質の残存量が多い症例では、有用性が高い。一方、間接法は、来院回数は1回増えるが、1日のチェアータイムを短くでき、適正な支台歯形態を付与できる。歯質欠損が歯肉辺縁に及ぶ防湿困難な症例にも使用可能という利点を有している。

従来より支台築造にはメタルコアがおもに用いられてきたが、歯根破折や審美性の問題から、最近ではファイバーポストとレジンコアによる接着性の支台築造の有用性が示唆されている。また、歯根破折を防止するためには、まず、ポスト孔の形成が必要かどうかの診断を行うことが重要である。ファイバーポストを用いた支台築造では、適切なフェルールの確保、そしてポストと根管壁の確実な接着への配慮が必要である。

一方、2015年にファイバーポストが承認され、2016年より保険適用が可能となってから日が浅く、ファイバーコアの長期症例についての報告はまだ少ないため、ファイバーコアの有用性を示すエビデン

スの蓄積が望まれる。以上のことより、根管充填歯の支台築造を行う際には、まず、歯冠部に残存する壁面数と根管の解剖学的形状をもとにして、各症例に適した支台築造法を選択することが肝要と考えられる。

謝 辞
本項の執筆にあたり、終始適切なご助言を賜りました福岡市・新田歯科医院長 新田 悟先生ならびに㈱ジーシー 平澤隆尚様に深甚なる謝意を表します。

【参考文献】

1) Tyas MJ, Anusavice KJ, Frencken JE, Mount GJ: Minimal intervention dentistry-a review. FDI Commission Project 1-97. Int Dent J, 50(1): 1-12, 2000.
2) 日本歯科保存学会（編）：う蝕治療ガイドライン 第2版詳細版. 永末書店, 京都, 2015.
3) 田上順次, 奈良陽一郎, 山本一世, 斎藤隆史（監）：第五版 保存修復学21. 永末書店, 京都, 2017.
4) 日本補綴歯科学会（編）：歯科補綴学専門用語集 第4版, 医歯薬出版, 東京, 2015.
5) Peroz I, Blankenstein F, Lange KP, Naumann M: Restoring endodontically treated teeth with posts and cores-a review. Quintessence Int, 36(9): 737-746, 2005.
6) 坪田有史：クリニカル・アドバンス 保険でできるファイバーポスト併用レジン支台築造の勘所. Dental Diamond, 41(2)：154-160, 2016.
7) Cagidiaco MC, Goracci C, Garcia-Godoy F, Ferrari M: Clinival studies of fiber posts: a literature review. Int J Prosthodont, 21: 328-336, 2008.
8) 峯 篤史："2013年における"歯根破折防止策の文献的考察. 日補綴会誌, 6(1)：26-35, 2014.
9) 厚生労働省：平成26年度社会医療診療行為別調査. http://www.mhlw.go.jp/toukei/list/26-19.html
10) 坪田有史, 前田祥博：髄腔保持型. 福島俊士（編）：補綴臨床別冊 失活歯のリコンストラクション. 医歯薬出版, 東京, 2015：44-51.
11) Axelsson P, Nystrom B, Lindhe J: The long-term effect of a plaque control program on tooth mortality, caries and periodontal disease in adults. Results after 30 years of maintenance. J Clin Periodontol, 31: 749-757, 2004.
12) 安藤雄一, 相田 潤, 森田 学, 青山 旬, 増井峰夫：永久歯の抜歯原因調査報告書. 8020推進財団, 東京, 2005.
13) 坪田有史：接着と合着を再考する ―支台築造を中心に―. 日補綴会誌, 4(4)：364-371, 2012.

◉ 編著者プロフィール

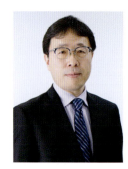

北村和夫（きたむら かずお）

1986年　日本歯科大学歯学部卒業
1990年　日本歯科大学歯学部大学院歯学研究科歯科臨床系 修了
2015年　日本歯科大学附属病院総合診療科 教授

日本歯科保存学会 専門医、指導医、理事
日本歯内療法学会 専門医、指導医、代議員
日本顕微鏡歯科学会 副会長、指導医、理事
日本歯科人間ドック学会 認定医、理事
日本歯科医学教育学会 評議員
関東歯内療法学会 理事
米国歯内療法学会 準会員
日本外傷歯学会 会員　　　他

【おもな著書】
- 『デンタルダイヤモンド増刊号 よくわかる外傷歯 症例から学ぶ治療のエッセンス』（デンタルダイヤモンド社，2010）・共著
- 『歯内療法 成功への道 偶発症・難症例への対応 病態・メカニズムから考える予防と治療戦略』（ヒョーロン・パブリッシャーズ，2014）・共著
- 『デンタルダイヤモンド増刊号 臨床力アップにつながる 歯の破折の診断と処置 診断・治療』（デンタルダイヤモンド社，2014）・編著
- 『日本歯科評論別冊 最新 歯内療法の器具・器材と臨床活用テニック』（ヒョーロン・パブリッシャーズ，2015）・編著
- 『日常臨床のレベルアップ&ヒント72』（デンタルダイヤモンド社，2015）・編著
- 『別冊ザ・クインテッセンス マイクロデンティストリー YEARBOOK　2015/2016』（クインテッセンス出版，2015）・編著
- 『歯内療法 成功への道 抜髄Initial Treatment ―治療に導くための歯髄への臨床アプローチ―』（ヒョーロン・パブリッシャーズ，2016）・共著
- 『歯内療法の三種の神器』（デンタルダイヤモンド社，2016）・編著
- 『別冊ザ・クインテッセンス YEARBOOK 2017 最新エンドのグローバルスタンダード』（クインテッセンス出版，2017）・共著
- 『別冊ザ・クインテッセンス マイクロデンティストリー YEARBOOK 2017』（クインテッセンス出版，2017）・編著
- 『日本歯科評論別冊 これが決め手！ マイクロスコープの臨床』（ヒョーロン・パブリッシャーズ，2017）・共著
- 『動画で学ぶ臨床テクニック』（クインテッセンス出版，2017）・共著
- 『歯内療法のレベルアップ&ヒント』（デンタルダイヤモンド社，2017）・編著
- 『エンドドンティクス第5版』（永末書店，2018）・共著
- 『歯内療法レボリューション』（医歯薬出版，2018）・編著　　　他

マストオブ・リトリートメント

発行日	2018年9月1日　第1版第1刷
編著者	北村和夫
発行人	濱野 優
発行所	株式会社デンタルダイヤモンド社
	〒113-0033 東京都文京区本郷 3-2-15 新興ビル
	電話 = 03-6801-5810 ㈹
	https://www.dental-diamond.co.jp/
	振替口座 = 00160-3-10768
印刷所	共立印刷株式会社

Ⓒ Kazuo KITAMURA, 2018

落丁、乱丁本はお取り替えいたします

● 本書の複製権・翻訳権・上映権・譲渡権・公衆送信権（送信可能化権を含む）は㈱デンタルダイヤモンド社が保有します。

● [JCOPY]〈㈳出版者著作権管理機構 委託出版物〉
本書の無断複写は著作権法上での例外を除き禁じられています。複写される場合は、そのつど事前に㈳出版者著作権管理機構（TEL:03-3513-6969，FAX:03-3513-6979，e-mail:info@jcopy.or.jp）の許諾を得てください。